Jayanti M. Hegde
Deepthi Shiri
Kiran Kumar H.C

NACHBEHANDLUNG IN DER KIEFERORTHOPÄDIE

Jayanti M. Hegde
Deepthi Shiri
Kiran Kumar H.C

NACHBEHANDLUNG IN DER KIEFERORTHOPÄDIE

EIN EINBLICK

ScienciaScripts

Imprint

Any brand names and product names mentioned in this book are subject to trademark, brand or patent protection and are trademarks or registered trademarks of their respective holders. The use of brand names, product names, common names, trade names, product descriptions etc. even without a particular marking in this work is in no way to be construed to mean that such names may be regarded as unrestricted in respect of trademark and brand protection legislation and could thus be used by anyone.

Cover image: www.ingimage.com

This book is a translation from the original published under ISBN 978-620-8-11874-7.

Publisher:
Sciencia Scripts
is a trademark of
Dodo Books Indian Ocean Ltd. and OmniScriptum S.R.L publishing group

120 High Road, East Finchley, London, N2 9ED, United Kingdom
Str. Armeneasca 28/1, office 1, Chisinau MD-2012, Republic of Moldova, Europe

ISBN: 978-620-8-26686-8

Copyright © Jayanti M. Hegde, Deepthi Shiri, Kiran Kumar H.C
Copyright © 2024 Dodo Books Indian Ocean Ltd. and OmniScriptum S.R.L publishing group

RETREATMENT IN DER KIEFERORTHOPÄDIE: EIN EINBLICK

AUTOREN

1) Dr. Jayanti M. Hegde
Dozent
Abteilung für Kieferorthopädie
Bapuji Dental College & Hospital, Davangere, Karnataka, Indien

2) Dr. Deepthi Shiri
Professor
Abteilung für Kieferorthopädie
Bapuji Dental College & Hospital, Davangere, Karnataka, Indien

3) Dr. KIRAN KUMAR H.C.
Professor & Leiter
Abteilung für Kieferorthopädie
Bapuji Dental College & Hospital, Davangere, Karnataka, Indien

Haftungsausschluss - *Die Zustimmung zur Veröffentlichung als Fallbericht wurde von den Patienten eingeholt.*

NACHBEHANDLUNG IN DER KIEFERORTHOPÄDIE

INHALT

EINFÜHRUNG 5

TERMINOLOGIEN DER POSTORTHODONTISCHEN

VERÄNDERUNGEN 7

AUTOREN ANSICHTEN 31

DIAGNOSE UND BEHANDLUNGSPLANUNG 34

FUNKTIONSPRÜFUNG 41

SCHLUSSFOLGERUNG 57

REFERENZEN 58

EINFÜHRUNG

Von einer kieferorthopädischen Behandlung versprechen sich die Patienten eine Verbesserung ihres zahnmedizinischen Erscheinungsbildes und damit eine Steigerung ihrer Lebensqualität. Die Zahnästhetik scheint einen erheblichen Einfluss auf das psychosoziale Wohlbefinden zu haben. Trotz der positiven Auswirkungen einer kieferorthopädischen Behandlung können Patienten mit dem Ergebnis unzufrieden sein, weshalb die Nachbehandlung als wichtig für sie angesehen wird. Die Zufriedenheit mit dem dentofazialen Erscheinungsbild nimmt mit dem Alter ab. Es ist daher davon auszugehen, dass Erwachsene mit ihrem dentofazialen Erscheinungsbild weniger zufrieden sind als Jugendliche und dass Frauen mit dem Aussehen ihres Gebisses unzufriedener sind als Männer.

Eines der wichtigsten Ziele der zahnärztlichen Versorgung ist es, die Patienten bei ihren Bemühungen zu unterstützen, ein akzeptables Maß an Zufriedenheit mit ihrer Mundhöhle und ihrem Gebiss zu erreichen. Dentofaziale Probleme haben bekanntermaßen entscheidende Auswirkungen auf die Zufriedenheit der Patienten mit ihrem Gebiss, da sie Ästhetik, Leistung und Funktion beeinträchtigen.

Unter den Patienten, die eine kieferorthopädische Behandlung wünschen, gibt es eine Untergruppe, die bereits früher behandelt wurde und sich für eine Nachbehandlung entscheidet. Im Allgemeinen sind diese Patienten mehr auf ihr persönliches Aussehen bedacht und haben einen höheren sozioökonomischen Status.

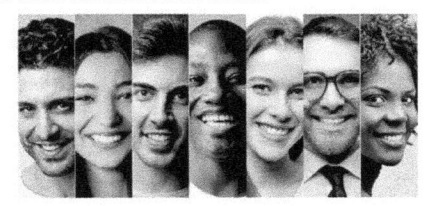

Faktoren, die die Patientenzufriedenheit nach einer kieferorthopädischen Behandlung beeinflussen Mahmoud K. Al-Omiri ngle Orthodontist, Vol 76, No 3, 2006

Santiago RC, da Silva Campos MJ, Vitral RWF, Vieira RA, Nojima LI, Sant'Anna EF. Merkmale von Patienten, die eine kieferorthopädische Nachbehandlung wünschen. J World Fed Orthod. 2022 Feb;11(1):36-40.

• Die Nachbehandlung kann in Form eines Rebandings oder einer Neuverklebung einiger oder aller Zähne erfolgen. Dies ist zugegebenermaßen eine extreme Maßnahme, aber sie kann notwendig sein, um die gewünschte Korrektur zu erreichen.

• Eine dauerhafte und langfristige Retention ist nach einer Behandlung wahrscheinlich vorzuziehen.

• In jedem Fall sollte man versuchen, die Faktoren, die zum Rückfall beizutragen scheinen, zu entdecken und zu beseitigen.

"EFFIZIENTES TIMING DER BEHANDLUNG"

Diesem Konzept zufolge sollte eine Zahnfehlstellung so schnell wie möglich behandelt werden, wenn ein Aufschub der Behandlung zu schwerwiegenden funktionellen oder ästhetischen Problemen führen würde. Andererseits kann die Behandlung bestimmter Zahnfehlstellungen auch zu einem späteren Zeitpunkt erfolgen, sofern eine solche spätere Behandlung die gleichen Auswirkungen hat und weniger Zeit in Anspruch nimmt.

Beispiele

- Kontrolle der Gewohnheiten,

- funktionelle Kreuzbisskorrektur, und

- Die Beseitigung möglicher Engstände, insbesondere bei Tiefbissen, sollte eingeleitet werden, sobald sie entdeckt werden.

- Ein echter Unterkieferprognathismus wird am besten nach Abschluss des Wachstums chirurgisch behandelt.

TERMINOLOGIEN DER POSTORTHODONTISCHEN VERÄNDERUNGEN

1. Physiologische Erholung

Horowitz und Hixon (1969) erklären die physiologische Erholung als den Wechsel zum ursprünglichen physiologischen Zustand nach Abschluss der Behandlung.

2. Veränderungen in der Entwicklung

Entwicklungsbedingte Veränderungen sind solche, die unabhängig davon auftreten, ob eine kieferorthopädische Behandlung durchgeführt wurde oder nicht. Diese Veränderungen könnten bei der Beurteilung eines Rückfalls nach der Behandlung leicht übersehen werden.

3. Erholung des Wachstums

Skelettveränderungen oder orthopädische Metamorphosen können im Rahmen der Phase 1 oder der Frühbehandlung bei jungen Patienten ausgelöst werden, wenn die Wachstumsprozesse noch aktiv sind. Faktoren wie die genetischen Merkmale, die Schwerkraft und das Skelettmuster werden wieder operativ und drücken sich erneut aus. In der Folge "erholen" sich die Wachstumsmuster von den ursprünglichen Behandlungsveränderungen, und es kommt zu einer zweiten Metamorphose zurück zu dem ursprünglich festgelegten genetischen Muster, insbesondere im Unterkiefer. Bei dieser Art von Veränderung handelt es sich nicht um einen Rückfall, sondern um eine unglückliche Wachstumsveränderung.

4. Metaposition

Metaposition bezeichnet die wünschenswerten und erwarteten Veränderungen nach der Behandlung (**Ricketts, 1993**). Diese Veränderungen sind kein Rückfall und müssen Teil der Behandlung selbst sein.

5. Recidief

Der Begriff "recidief" wurde verwendet, um Veränderungen zu beschreiben, die sich von am Ende der Behandlung wieder in die Ausgangssituation zurück (**Dermaut, 1974**).

6. Imbrikation

Imbrikation ist ein Begriff, der häufig verwendet wird, um Unregelmäßigkeiten oder Engstände der Schneidezähne zu beschreiben, unabhängig davon, ob sie vor oder nach der Behandlung auftreten.

7. Rückstoß

Rückprall bezeichnet das Zurückfedern nach einem Aufprall oder Zusammenstoß mit etwas; ein Rückstoß. Diese Biologie lässt sich auf die Elastizität des Gewebes zurückführen.

8. Abrechnung nach der Rückstellung

Sesshaftigkeit kann als das Einnehmen einer gewünschten Position beschrieben werden, als der Akt, sich nicht mehr zu bewegen oder sich "niederzulassen" und eine korrekt

ausgewogene Position beizubehalten.
Rossouw. Terminologie: Semantik der Veränderungen im Gebiss nach einer kieferorthopädischen Behandlung. Semin Orthod 1999

Nachdem die fehlgestellten Zähne in die gewünschte Position gebracht wurden, müssen sie mechanisch gestützt werden, bis alle Gewebe, die an der Unterstützung und Aufrechterhaltung ihrer neuen Position beteiligt sind, sowohl in ihrer Struktur als auch in ihrer Funktion den neuen Anforderungen angepasst sind."

- E. H. Angle 19

RETENTION

Nach Joondeph, Riedel und Graber ist es "das Halten der Zähne in

optimale ästhetische und funktionale Positionen".

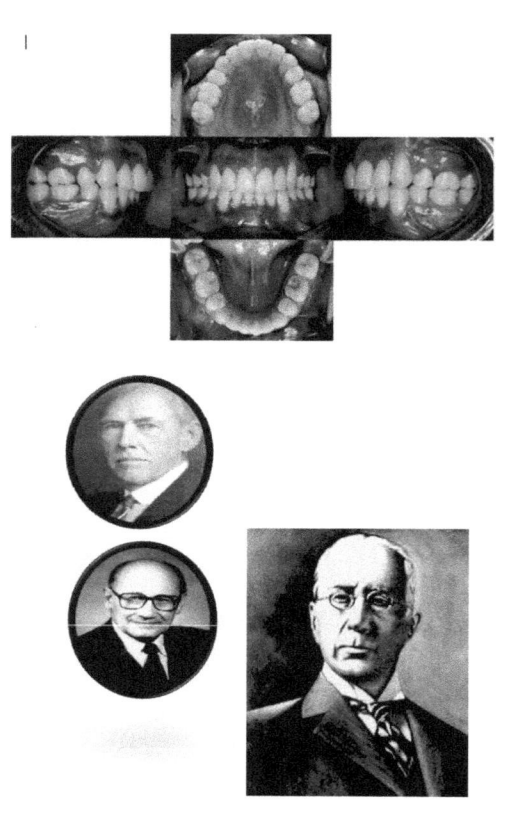

ERHALTUNG WAR SCHON IMMER EIN

ROBLEM, ES IST EIN PROBLEM "

- CHARLES HAWLLEY

Unter Retention versteht man in der Kieferorthopädie, dass neu bewegte Zähne lange genug in ihrer Position gehalten werden, um ihre Korrektur zu stabilisieren."

- Moyers

Hawley erklärte auch: "Wenn jemand meine Fälle nach ihrer Fertigstellung übernehmen, sie behalten und danach für sie verantwortlich sein würde, würde ich ihm gerne die Hälfte des Honorars geben. "Hahn GW: Retention ist das Stiefkind der Kieferorthopädie.(AO 1944)

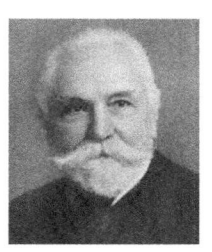

Philosophien oder Denkschulen

1. Die okklusale Schule - Kingsley sagte: "Die Okklusion der Zähne ist der wichtigste Faktor für die Stabilität in einer neuen Position".

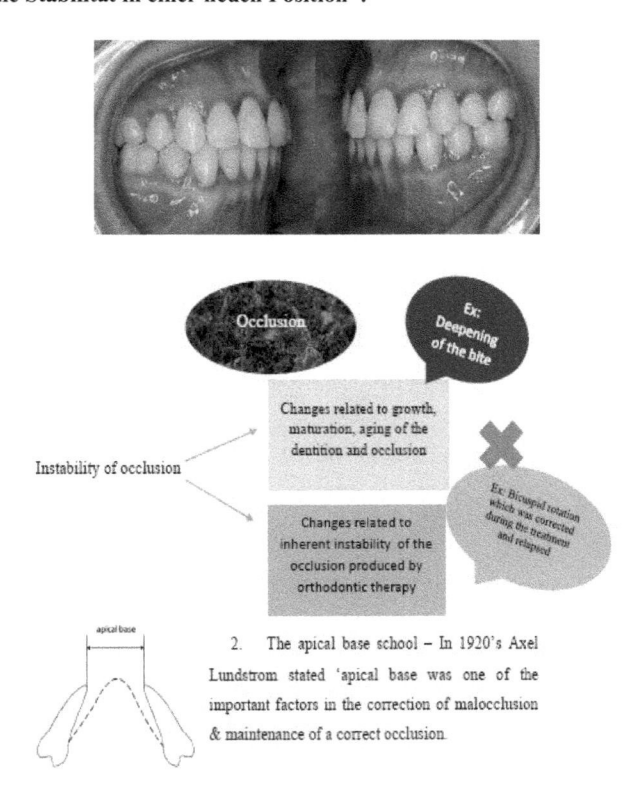

2. The apical base school – In 1920's Axel Lundstrom stated 'apical base was one of the important factors in the correction of malocclusion & maintenance of a correct occlusion.

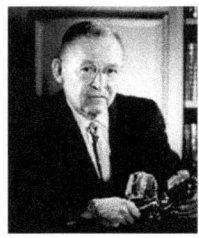

McCgauley schlug vor, die intercanine und intermolare Breite so beizubehalten, wie sie ursprünglich präsentiert wurde, um Retentionsprobleme zu minimieren. Nance schlug vor, dass die Bogenlänge nur in begrenztem Umfang dauerhaft erhöht werden darf.

2. Die Schule der Unterkieferschneidezähne - Grieve & Tweed schlugen vor, dass die Unterkieferschneidezähne aufrecht und über dem Basalknochen gehalten werden müssen.

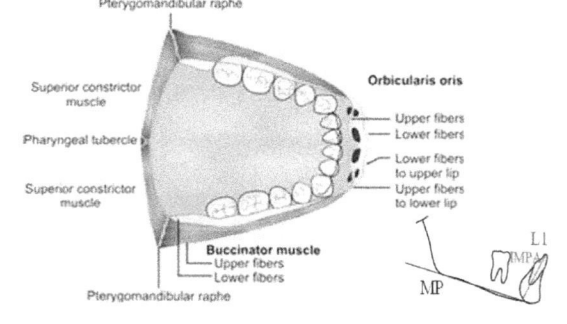

3. Die Schule der Muskulatur - Rogers führte die Überlegung ein, dass es notwendig ist, ein richtiges funktionelles Muskelgleichgewicht herzustellen.

Die drei Schlüssel zum Verbleib

- Der erste Schlüssel ist die Delegation von "VERANTWORTUNG".

"Ich erkenne das Recht meiner Patienten an, die Retention abzubrechen, aber sie, nicht ich, müssen damit leben und die Verantwortung für ihr Handeln übernehmen."

- Der zweite Schlüssel zur Beibehaltung ist die "DAUER".

"Meine Aufgabe ist es, die Patienten darüber zu informieren, wie sie am besten ihre Nachsorge erhalten können.

Behandlungsergebnisse, und das ist die dauerhafte Beibehaltung".

- Der dritte Schlüssel zur Beibehaltung ist "DUPLICATION".

Ohne ein Sicherungssystem, das die Unterbrechungen verhindert, die durch verlorene, zerbrochene oder abgenutzte Aufbewahrungsbehälter entstehen, ist das Konzept der ständigen Aufbewahrung sinnlos. Es braucht Zeit, einen Ersatz zu produzieren, und das ist der Fehler der meisten Systeme.

C.H. Tweed.

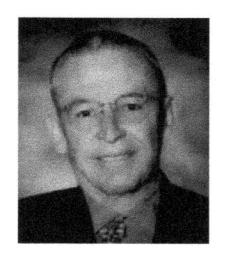

"BESTIMMUNG DER VORDEREN GRENZEN DER ZAHNERSATZ IST DER SCHLÜSSEL ZUR STABILITÄT"

Beseitigung der geringeren Selbstbehalte: Raleigh Williams (JCO, 1985)

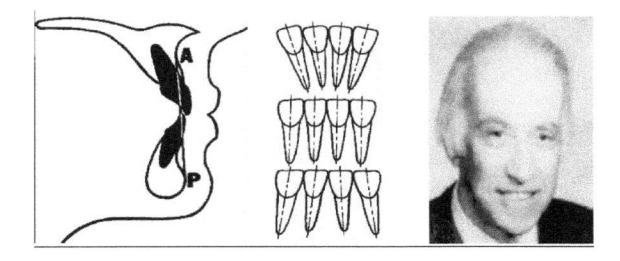

Legende 1: Die Inzisalkante des unteren Schneidezahns sollte auf der A-P-Linie oder 1 mm vor dieser liegen. Dies ist die optimale Position für die Stabilität des unteren Schneidezahns.

Schlüssel 2: Die Spitzen der unteren Schneidezähne sollten weiter nach distal zu den Kronen hin gespreizt sein, als es allgemein als angemessen angesehen wird, und die Spitzen der unteren seitlichen Schneidezähne müssen weiter gespreizt sein als die der zentralen Schneidezähne.

Legende 3: Der Scheitelpunkt des unteren Eckzahns sollte distal zur Krone liegen.

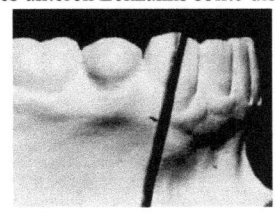

Schlüssel 4: Alle vier unteren Schneidezahnspitzen müssen sich in derselben labiolingualen Ebene befinden.

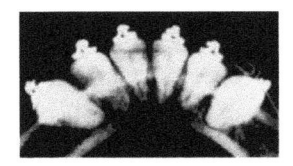

Legende 5: Die untere Eckzahnwurzelspitze muss leicht bukkal zur Kronenspitze positioniert werden.

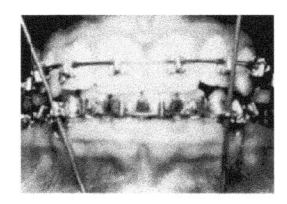

Taste 6: Die unteren Schneidezähne sollten nach der Behandlung je nach Bedarf verschlankt werden.

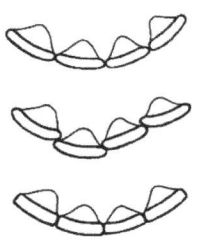

Begg sagte: "Wenn nicht genügend Zahnsubstanz aus Mäulern mit einem Übermaß an Zahnsubstanz entfernt wird, können weder künstliche Retentionen nach der Behandlung noch Faktoren, die dem Zahnapparat selbst innewohnen, einen Rückfall nach der Behandlung verhindern. Selbst nach einer Reduktion der Zahnsubstanz durch Extraktionen kann das Gleichgewicht zwischen Kieferanpassung und Zahngröße selbst bei kompetenter Behandlung nicht genau übereinstimmen, so dass eine Verschlankung erforderlich sein kann.

Grundlegende Theorien für Rückfälle

Riedel (1975) hat eine Reihe von populären Erklärungen für Beibehaltung und Rückfall diskutiert.

THEORM 1: Zähne, die verschoben wurden, neigen dazu, in ihre frühere Position zurückzukehren.

THEORM 2: Die Beseitigung der Ursache der Malokklusion verhindert ein erneutes Auftreten. THEORM 3: Malokklusion sollte als Sicherheitsfaktor überkorrigiert werden. THEORM 4: Eine korrekte Okklusion ist ein wichtiger Faktor, um die Zähne in ihrer korrigierten Position zu halten.

THEORM 5: Der Knochen und das angrenzende Gewebe müssen die Möglichkeit haben, sich um die neu positionierten Zähne herum neu zu organisieren.

THEORM 6: Wenn die unteren Schneidezähne aufrecht über dem Basalknochen stehen, ist es wahrscheinlicher, dass sie in einer guten Ausrichtung bleiben.

THEOREM 7: Korrekturen, die in Wachstumsphasen durchgeführt werden, sind weniger rückfallgefährdet.

THEORM 8: Je weiter die Zähne bewegt wurden, desto geringer ist die Wahrscheinlichkeit eines Rückfalls.

THEORM 9: Die Bogenform, vor allem im Kieferbogen, kann durch eine Apparatetherapie nicht dauerhaft verändert werden.

Ein zusätzliches Theorem zu Riedels Theorem ist hinzugefügt worden,

THEOREM 10: **VIELE BEHANDELTE ZAHNFEHLSTELLUNGEN ERFORDERN PERMANENTE HALTEVORRICHTUNGEN.**

(Handbuch der Kieferorthopädie, Moyers)

Andrews Sechs Schlüssel zur normalen Okklusion

(AJO 1972):

Ein vollständiges Schema der Okklusion und daher als wesentlich für eine erfolgreiche kieferorthopädische Behandlung angesehen werden.
Legende I. Molares Verhältnis

• Die distale Fläche des distobukkalen Höckers des oberen ersten bleibenden Molars ist mit der mesialen Fläche des mesiobukkalen Höckers des unteren zweiten Molars okkludiert

Schlüssel II. Kronenwinkelung (Spitze)

• Der gingivale Anteil der langen Achsen aller Kronen sollte weiter distal liegen als der inzisale Anteil.

Schlüssel III. Neigung der Krone

• Neigung der Frontzahnkronen. Richtig geneigte Frontzahnkronen tragen zu einem normalen Überbiss und einer normalen Okklusion im Seitenzahnbereich bei, wenn sie zu gerade nach oben und unten gerichtet sind, verlieren sie ihre funktionelle Harmonie und es kommt zu einer Überreizung.

• U/L posteriore Neigung (Eckzähne bis Backenzähne).

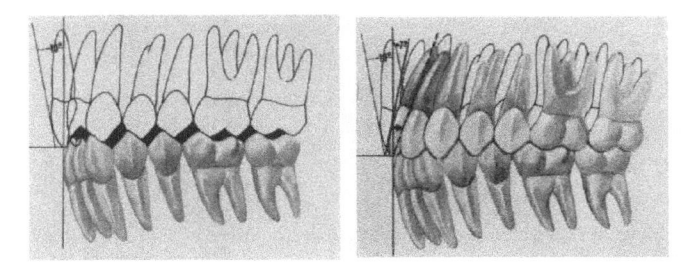

Schlüssel IV. Rotationen.

Der vierte Schlüssel zu einer normalen Okklusion besteht darin, dass die Zähne frei von unerwünschten Rotationen sein sollten.

No rotation

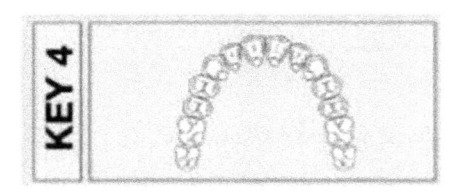

KEY 4

Schlüssel V. Enge Kontakte.

Der fünfte Schlüssel ist, dass die Kontaktpunkte dicht sein sollten (keine Zwischenräume).

No spaces

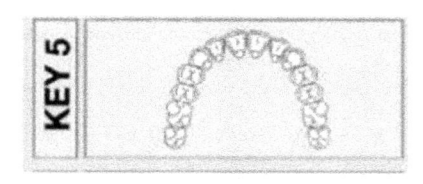

KEY 5

Schlüssel VI. Okklusale Ebene.

Die an den nicht kieferorthopädischen Normalmodellen gefundenen Okklusionsebenen reichten von flach bis zu leichten Spee-Kurven. Eine flache Ebene sollte ein Behandlungsziel als eine Form der Überbehandlung sein.

Flat to slight curve of spee

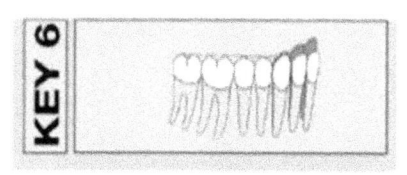

KEY 6

GRÜNDE FÜR DIE BEIBEHALTUNG

1.	Reitan 1967 erwähnte, dass - "die Reorganisation von Zahnfleisch und parodontalen Geweben, die von kieferorthopädischen Zahnbewegungen betroffen sind, zu ermöglichen".

Seine Studien haben gezeigt, dass:

• Die Hauptfasern von PDL brauchen 3-4 Monate, um sich zu reorganisieren.

• Die Kollagenfasern des Zahnfleisches benötigen 4-6 Monate.

• Suprakrestale Fasern benötigen 232 Tage.

• Der Alveolarknochen braucht 1 Jahr.

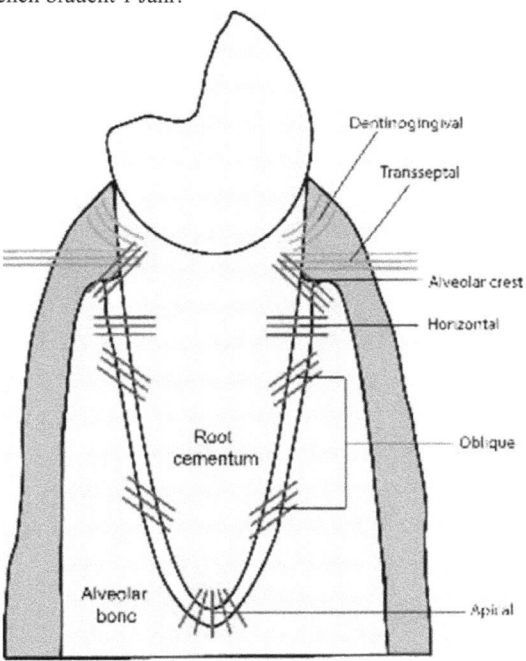

2. Unerwünschte Bewegungen infolge von Wachstumsveränderungen verhindern. (Wachstumsrückfall widerstehen)

3. Verhinderung der Rückfalltendenz von Zähnen, die in eine von Natur aus instabile Position bewegt wurden.

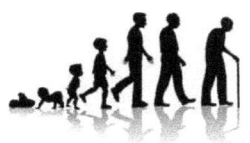

RELAPSE

• Nach Moyers (1973): Verlust der durch die kieferorthopädische Behandlung erzielten Korrektur.

• Ein Rückfall ist der Rückfall in einen früheren Zustand, insbesondere nach einer Verbesserung oder scheinbaren Verbesserung.

STABILITÄT

Stabilität ist der Zustand der Aufrechterhaltung des Gleichgewichts. Dies bezieht sich auf die Eigenschaft oder den Zustand, stabil zu sein; die Unveränderlichkeit der Position im Raum oder die Fähigkeit, einer Verschiebung zu widerstehen.

RELAPSE

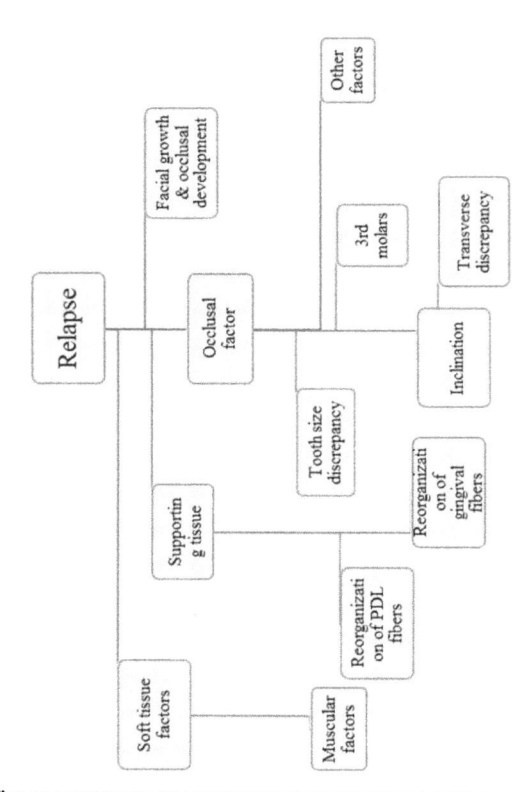

```
Relapse
├── Facial growth & occlusal development
├── Occlusal factor
│   ├── Other factors
│   ├── 3rd molars
│   ├── Transverse discrepancy
│   ├── Inclination
│   └── Tooth size discrepancy
├── Supporting tissue
│   └── Reorganization of gingival fibers
├── Soft tissue factors
│   └── Reorganization of PDL fibers
└── Muscular factors
```

STABILITÄT KANN NUR DANN ERREICHT WERDEN, WENN DIE SICH DARAUS ERGEBENDEN KRÄFTE IM GLEICHGEWICHT SIND.

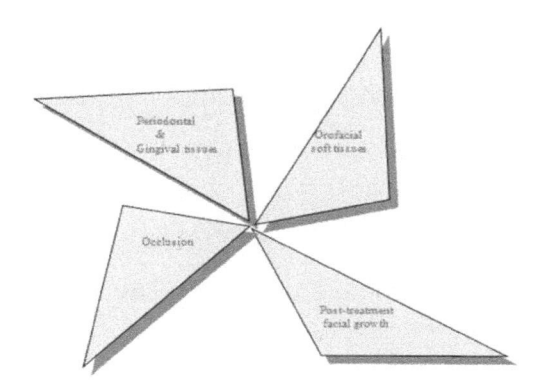

RETENTIONSPLANUNG - KLINISCHE BETRACHTUNG

Die Retentionsplanung wird in drei Kategorien unterteilt, je nach Art der ursprünglichen Fehlstellung und der eingeleiteten Behandlung:

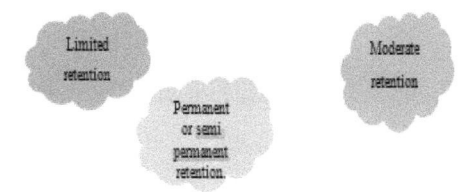

Begrenzte Aufbewahrung

1. Korrigierte Querbisse

Anterior: wenn ein adäquater Überbiss vorhanden ist,

Seitenzahnbereich: wenn die Achsneigung der Seitenzähne nach Abschluss der Korrekturen optimal ist.
2. Zähne, die durch serielle Extraktion behandelt wurden.
3. Korrekturen, die durch eine Verzögerung des Oberkieferwachstums erreicht wurden, sei es im Zahn- oder im Skelettwachstum, nachdem der Patient die Wachstumsperiode durchlaufen hat.
4. Gebiss, bei dem die Ober- und Unterkieferzähne getrennt wurden, um den Durchbruch von zuvor blockierten Zähnen zu ermöglichen.

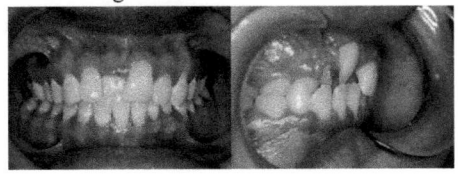

Mäßige Zurückhaltung

1. **Fälle der Klasse I, die nicht extrahiert werden können.** Sie sind durch Protrusion und Abstand der oberen Schneidezähne gekennzeichnet. Diese Fälle erfordern eine Retention, bis eine normale Lippen- und Zungenfunktion erreicht ist.
2. **Extraktionsfälle der Klasse I oder II.**
3. **Korrigierte tiefe Überbisse** bei Klasse-I- oder Klasse-II-Fehlstellungen erfordern normalerweise eine Retention in einer vertikalen Ebene.
4. **Frühzeitige Korrektur von gedrehten Zähnen**, eventuell vor der Fertigstellung der Wurzel.
5. Fälle mit **ektopischem Durchbruch von Zähnen** oder Vorhandensein von überzähligen Zähnen.
6. Korrigierte **Fälle der Klasse II div 2** erfordern eine verlängerte Retention zur muskulären Anpassung.

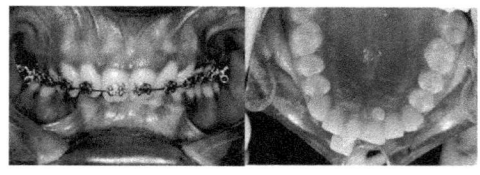

Dauerhafte oder semipermanente Speicherung

1. In Fällen, in denen **die Erweiterung des Unterkieferbogens** (insbesondere die interklinische Dimension) eine Rolle bei der Bereitstellung von Platz gespielt hat.
2. Fälle von **beträchtlichen/allgemeinen Abständen.**
3. **Starke Rotation** oder labiolinguale Verschiebungen, insbesondere bei Erwachsenen.
4. **Mittellinien-Diastema.**

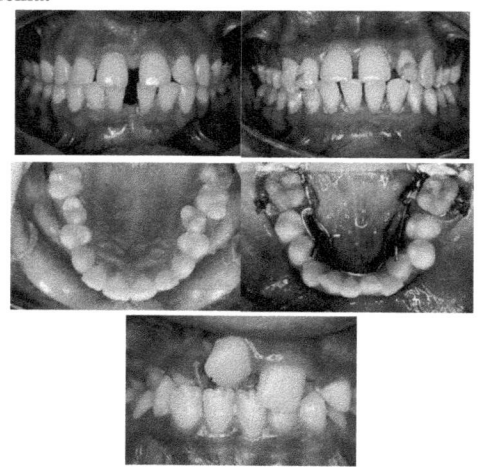

1) Nach Schließung eines auseinanderstehenden Gebisses (einschließlich eines ausgeprägten medianen Diastemas)

2) Nach der Schaffung von Platz vor einer prothetischen Behandlung

3) Verminderte parodontale Unterstützung

4) Nach der Korrektur von schweren Drehungen

5) Bei Lippen-Kiefer-Gaumenspalten-Patienten mit Anzeichen schwerer postoperativer Narbenbildung, die zu einem Rückfall nach kieferorthopädischen Eingriffen führen kann

6) In kompromittierten Fällen, in denen die Ziele der Behandlung möglicherweise begrenzter sind und der Schwerpunkt eher auf der Erzielung eines guten ästhetischen Ergebnisses ohne Ziel liegt.

ZEITPUNKT DER SPEICHERUNG

Vorgeschlagener Zeitplan für die Gewinnaufbewahrung: -

✓ In den ersten 3 bis 4 Monaten im Wesentlichen ganztägig, & sollte beim Essen entfernt werden.

✓ Fortsetzung auf Teilzeitbasis für mindestens 12 Monate, um Zeit für die Remodellierung des Zahnfleischgewebes zu haben.

✓ Wenn ein erhebliches Wachstum verbleibt, wird die Teilzeitbeschäftigung bis zum Abschluss des Wachstums fortgesetzt.

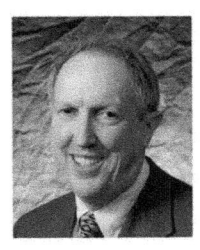

Die Verweildauer variiert je nach Art:

1) Alter

2) Am Ende der Behandlung erreichte Okklusion

3) Überwundene Ursachen

4) Durchgeführte Zahnbewegungen

5) Gesundheit des Gewebes usw.

RETAINERS

Retainer sind passive kieferorthopädische Hilfsmittel, die dazu beitragen, die Position eines einzelnen Zahns oder einer Gruppe von Zähnen zu halten und zu stabilisieren, um eine Reorganisation der Stützstrukturen zu ermöglichen.

Klassifizierung

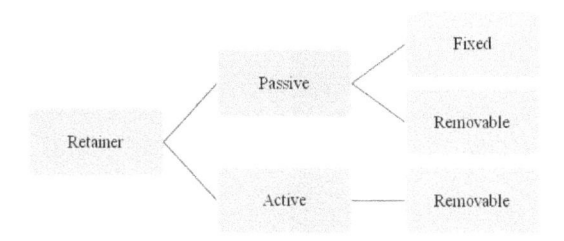

```
                          ┌─ Fixed
              ┌─ Passive ─┤
Retainer ─────┤           └─ Removable
              │
              └─ Active ──── Removable
```

Anforderungen an Selbstbehalte

Graber schlug vor

1) Sollte die Zähne in der gewünschten Position halten.

2) Sie ermöglichen es, dass die mit der funktionellen Tätigkeit verbundenen Kräfte frei auf die Z ä h n e einwirken können, so dass diese möglichst physiologisch reagieren können.
3) Hygienisch und selbstreinigend.

4) Ästhetisch.

5) Es sollte stark genug sein, um dem täglichen Gebrauch standzuhalten.

Herausnehmbare Zahnspangen

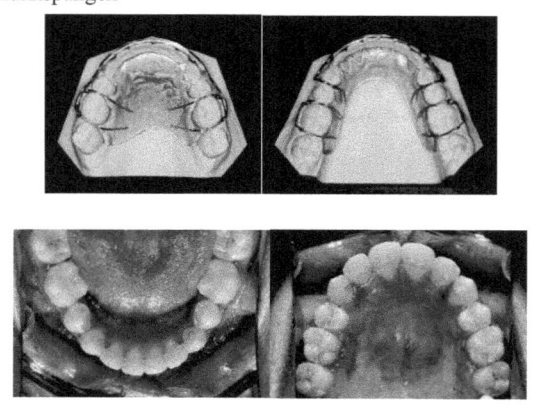

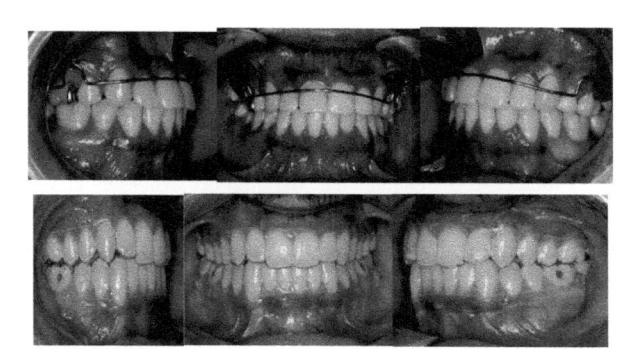

Feste Halterung

RÜCKFÄLLE NACH KIEFERORTHOPÄDISCHEN BEHANDLUNGEN IN ABHÄNGIGKEIT VON VERSCHIEDENEN RETAINERN UND IHRE BEZIEHUNG ZUR LANGFRISTIGEN PATIENTENZUFRIEDENHEIT

Rückfälle nach kieferorthopädischen Behandlungen in Abhängigkeit von verschiedenen Retainern und ihre Beziehung zur langfristigen Patientenzufriedenheit, 2019

Zielsetzungen:

1) Bewertung der Compliance der Patienten mit herausnehmbaren Zahnspangen und der Gründe für die Non-Compliance.
2) Bewertung des Rückfalls nach einer kieferorthopädischen Behandlung in Abhängigkeit von verschiedenen Retainern.
3) Bewertung der langfristigen Zufriedenheitsrate von Patienten nach einer kieferorthopädischen Behandlung in Bezug auf die Erfahrung eines Rückfalls und die Art des Retainers.
4) Vergleich der Patienten-Compliance mit herausnehmbaren Retainern und der langfristigen Patientenzufriedenheit mit der kieferorthopädischen Behandlung in Bezug auf das Geschlecht.
5) Vergleich des Wissens über den Einfluss der kieferorthopädischen Behandlung auf das allgemeine Wohlbefinden, die Patientencompliance mit herausnehmbaren Retainern und die langfristige Patientenzufriedenheit mit der kieferorthopädischen Behandlung bei Zahnmedizin- und Medizinstudenten.

Material und Methoden: Ein anonymer, selbstverwalteter Fragebogen wurde an internationale Studenten der zahnmedizinischen und medizinischen Fakultäten der litauischen Universität für Gesundheitswissenschaften verteilt. Die Auswahlkriterien waren: internationale Zahnmedizin- und Medizinstudenten, die vor nicht weniger als einem Jahr eine festsitzende kieferorthopädische Behandlung erhalten haben.

Ergebnisse: Die Hauptgründe für die Nichteinhaltung der Anweisungen des Kieferorthopäden waren

- Vergesslichkeit (38,2%) und
- Unbehagen (20,6%).

o Zahnmedizinstudenten möchten die kieferorthopädische Behandlung häufiger wiederholen, wenn ein Rückfall auftritt, als Medizinstudenten.

Schlussfolgerungen: Ein Rückfall nach einer kieferorthopädischen Behandlung ist eher mit herausnehmbaren Retainern als mit festsitzenden Retainern verbunden.

- Die langfristige Patientenzufriedenheit hängt stark mit der Erfahrung eines Rückfalls zusammen.

ERGÄNZENDE VERFAHREN ZUR VERBESSERUNG DER STABILITÄT

► Perikision oder zirkumferentielle suprakrestale Fiberotomie (CSF).

► Chirurgische Gingivoplastik &/oder Gingivektomie.

► Frenektomie.

► Interproximales Stripping.

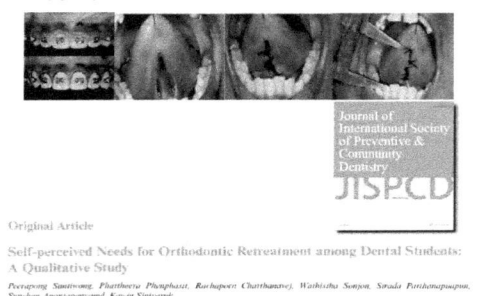

Ziele: Ziel dieser Untersuchung war es, die Wahrnehmung der Mahidol-Zahnmedizinstudenten in Bezug auf kieferorthopädische Behandlungen zu erforschen und zu untersuchen, ob es in der zahnmedizinischen Fakultät Einflussfaktoren gibt, die ihre Entscheidung für eine Behandlung beeinflussen.

Materialien und Methoden: Mahidol-Zahnmedizinstudenten, die eine kieferorthopädische Nachbehandlung beantragten, wurden für diese Untersuchung rekrutiert. Es wurde ein halbstrukturiertes Interview mit einem Themenleitfaden durchgeführt, um ausführliche Informationen zu sammeln. Alle Antworten wurden mit einem digitalen Diktiergerät aufgezeichnet und mit einer wortgetreuen Transkriptionstechnik transkribiert. Die Daten wurden dann mithilfe einer Rahmenanalyse analysiert.

Ergebnisse: Die häufigsten Gründe für die Beantragung einer kieferorthopädischen Nachbehandlung bei Zahnmedizinstudenten waren selbst empfundene ästhetische und funktionelle Bedenken.

Schlussfolgerung: Zahnmedizinische Kenntnisse und Erfahrungen sowie das Umfeld wie Gleichaltrige und Patienten in einer zahnmedizinischen Schule schienen einen Einfluss auf das Bewusstsein für Zahnprobleme und die Entscheidung für eine kieferorthopädische Behandlung zu haben.

Die Studie zeigt auch, dass Zahnmedizinstudenten im dritten Studienjahr im Vergleich zum ersten Studienjahr am meisten auf ihr Aussehen achten.

EXTRA ORAL

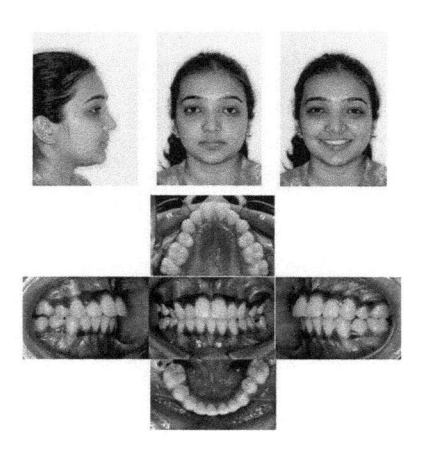

In dieser Studie wurde auch festgestellt, dass die mangelnde Abnutzung des Retainers zu einem Rückfall der Zähne führte, was dazu führte, dass eine kieferorthopädische Nachbehandlung beantragt wurde. In anderen Studien wurde berichtet, dass der häufigste Grund für die Beantragung einer kieferorthopädischen Nachbehandlung Unregelmäßigkeiten im Gebiss waren, die darauf zurückzuführen waren, dass die Retention nach der ersten Behandlung nicht erhalten wurde.

Die Zahnmedizinstudenten gaben jedoch an, dass sie sich auch Gedanken über eine kieferorthopädische Nachbehandlung machten, da sie sich der Komplikationen wie Wurzelresorption bewusst waren. Dies deutet darauf hin, dass zahnmedizinisches Wissen eine wichtige Rolle bei der Erwägung einer kieferorthopädischen Nachbehandlung bei Zahnmedizinstudenten spielen könnte.

FALLBERICHTE

Op Nr. 488229 NC-23-B-2705

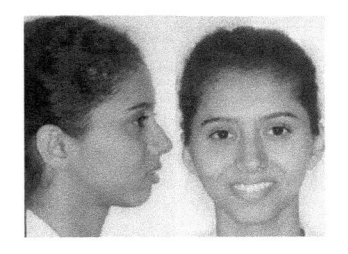

Name: Frau Komal Math
Der Abteilung gemeldet: 19/12/2018

Geburtsdatum: 08/02/2000 Alter: 18 Jahre 11 Monate
Hauptbeschwerde: Lücken in den oberen Frontzähnen.

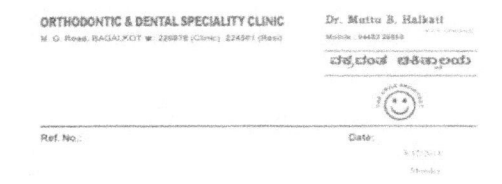

An: Betreff:
Wen auch immer es betreffen mag.
Verlegung des Patienten.

Verehrter Herr,

Fräulein. Komal Math ist eine 18-jährige Patientin, die mit einer Lücke zwischen den oberen Vorderzähnen zu uns gekommen war.
Bei der Untersuchung wurden Abstände zwischen den Oberkieferfrontzähnen festgestellt, beibehaltene Milchzähne: 53, 54, 55, 63, 64, 65, 75 und 85, OPG
die am 3.4.13 aufgezeichnet wurde, ergab, dass die Nummern 13, 14, 15, 23, 24 und 25 angeborenermaßen fehlen,
35 und 45.
Der beschlossene Behandlungsplan war ein Lückenschluss der Oberkieferfrontzähne und das Warten auf die prothetische Implantation bis zum 18.
Der Lückenschluss wurde durch eine festsitzende kieferorthopädische Therapie erreicht, und der Patient erhielt nach dem Debonding einen fisizierten Lingualretainer. Der Retainer wurde debondiert, woraufhin eine erneute Befestigung mit einer festsitzenden kieferorthopädischen Apparatur durchgeführt wurde, um die während des Rückfalls entstandenen Lücken wieder zu schließen
Am 17.06.2018 wurde ein CBCT aufgenommen, das zeigte, dass der Platz in der rechten und linken Kieferhöhle nicht ausreichte. Daher wurde am 27.08.2018 ein direkter Sinuslift mit Rocky Mountain Allograft durchgeführt und es wurde empfohlen, 4 Monate zu warten.
Dem Patienten wurden die entsprechenden Krankenakten ausgehändigt.

EXTRA ORAL

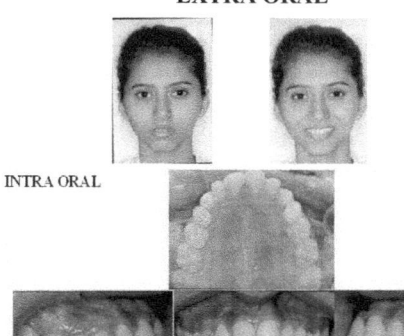

INTRA ORAL

Kesling Einrichtung

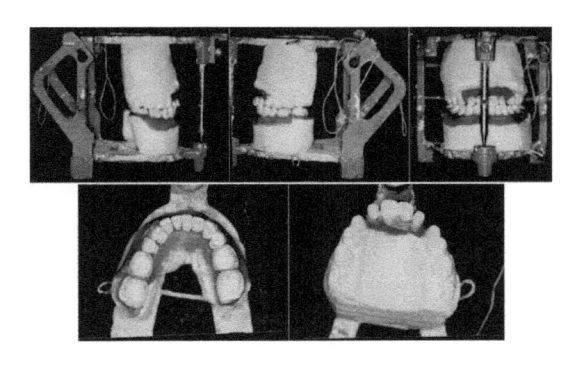

15/3/19 — U/L 0.014 NiTi

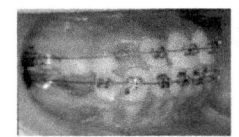

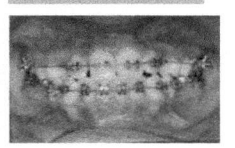

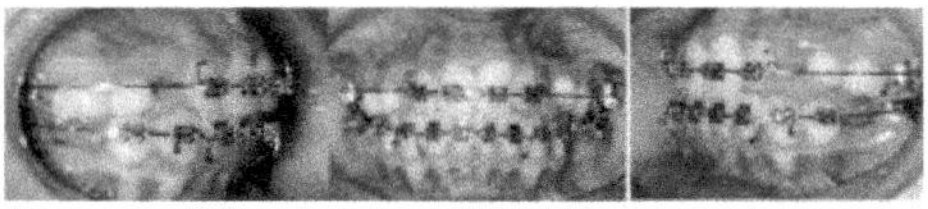

20/8/19 — U/L 19*25 SS

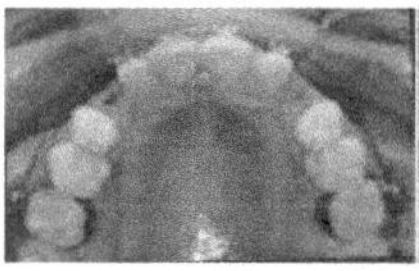

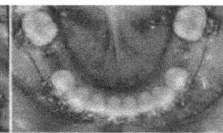

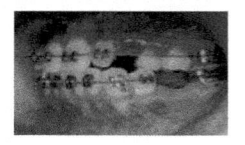

19/9/19 — Class I tiebacks in all 4 quadrants

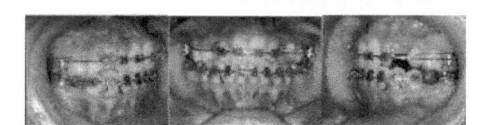

17/12/20 — Occlusal reduction done in E in 1st and 2nd quadrant along with tie backs changed

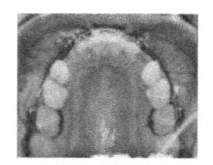

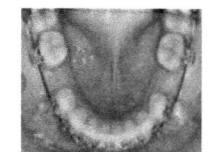

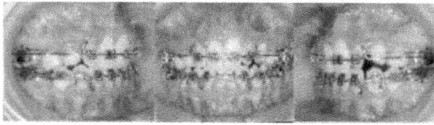

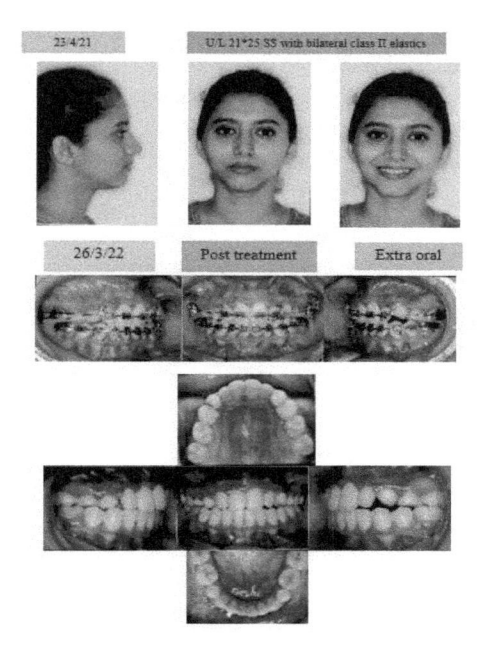

Ein gewisses Maß an Rückfällen nach der Behandlung bei der Mehrheit der Patienten sollte von den Ärzten nicht als Freibrief für die Beendigung der Behandlung mit minderwertigen Ergebnissen interpretiert werden. Vielmehr sollten diese Daten dazu ermutigen, die Behandlung optimal zu Ende zu führen und langfristig beizubehalten.
Dr. Sadowsky

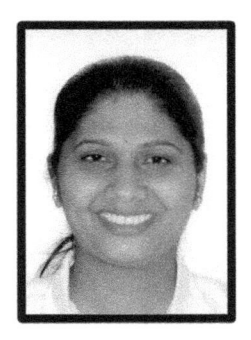

Fallbericht 2

Name: Dr. Poornima. R

Der Abteilung gemeldet: 31/01/2013 Geburtsdatum: 11/11/1981
Alter: 31 Jahre 02 Monate

Hauptbeschwerde: Zahnlücken im Bereich der unteren Frontzähne. Zahnärztliche Vorgeschichte:
Sie hatte sich vor 10 Jahren in Bengaluru für die Dauer von eineinhalb Jahren einer

kieferorthopädischen Behandlung unterzogen, weil sie über eine Lücke in den oberen Frontzähnen klagte. Es wurde eine nicht-extraktive Behandlungsmethode durchgeführt, bei der die übermäßig retinierten "A" in 4th & 3rd Quadranten extrahiert wurden. Es wurden obere 2-2 und untere 3-3 geklebte Retainer eingesetzt. Im Laufe des Jahres 2011 wurde der gebondete Retainer gebrochen und es öffneten sich allmählich Lücken im unteren Frontzahnbereich.

Extra oral

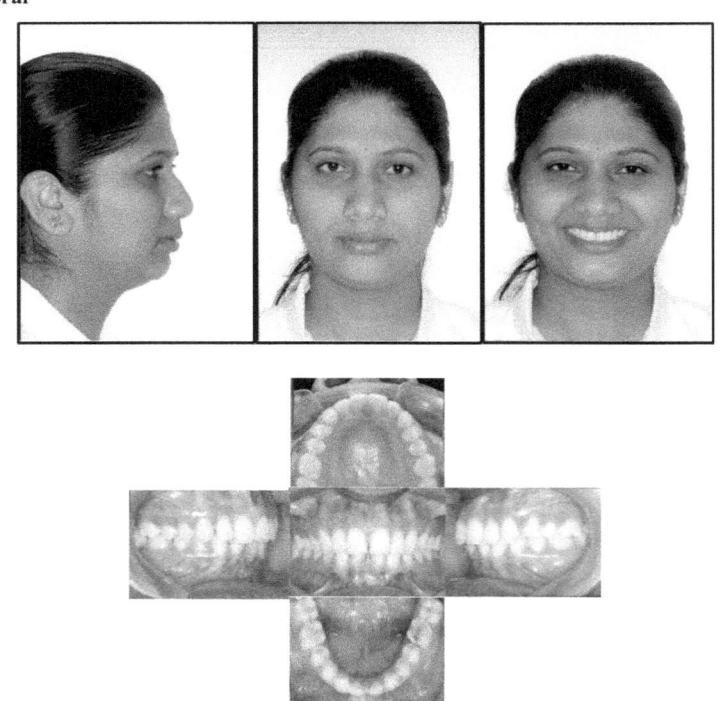

Die Diagnose:

31 Jahre und 4 Monate alte erwachsene Patientin mit einer Super-Klasse-I-Molaren-Relation rechts und einer Klasse-I-Molaren-Relation links, überlagert von Klasse-I-Skelettbasen mit horizontalem Wachstumsmuster. Sie präsentiert sich mit kongenital fehlenden 31 und 41, Abstand zwischen den oberen und unteren Frontzähnen, leicht erhöhtem Überbiss, Kreuzbiss unter 17 und 47.

Behandlungsplan: PEA-Mechanotherapie ohne Extraktion mit indirektem Klebeverfahren.

Ablauf der Behandlung: Entfernung der geklebten Zahnspangen

• Bindung aller 6er & indirekte Bindung aller Klammern

• Nach der anfänglichen Nivellierung und Ausrichtung, Klasse II Gummibänder zum

Zurückziehen der oberen Frontzähne

• Lingualer Knopf auf der lingualen Oberfläche von 17 und der bukkalen Oberfläche von 47 mit durch den Biss geführten Gummibändern zur Korrektur des Kreuzbisses.

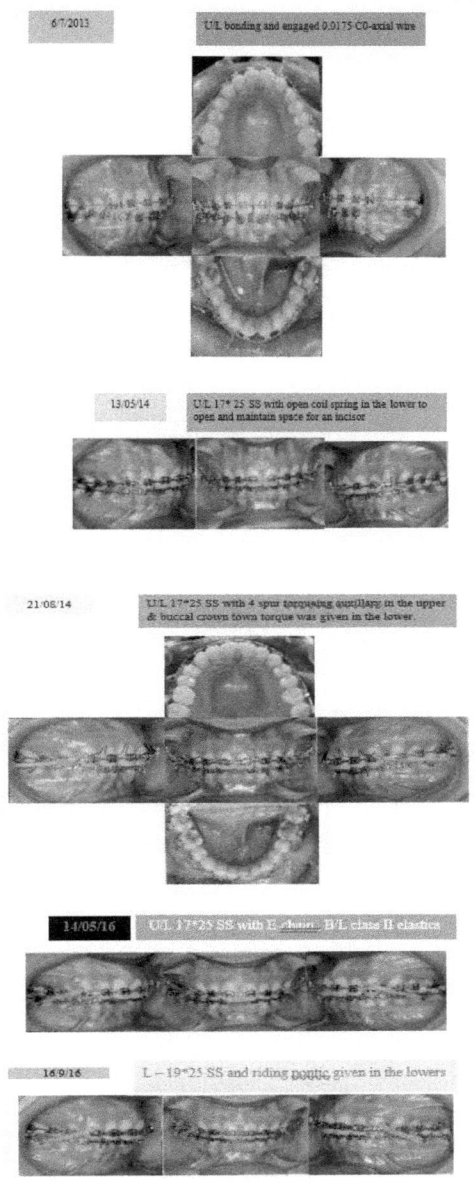

13/06/17 Post treatment extra oral images

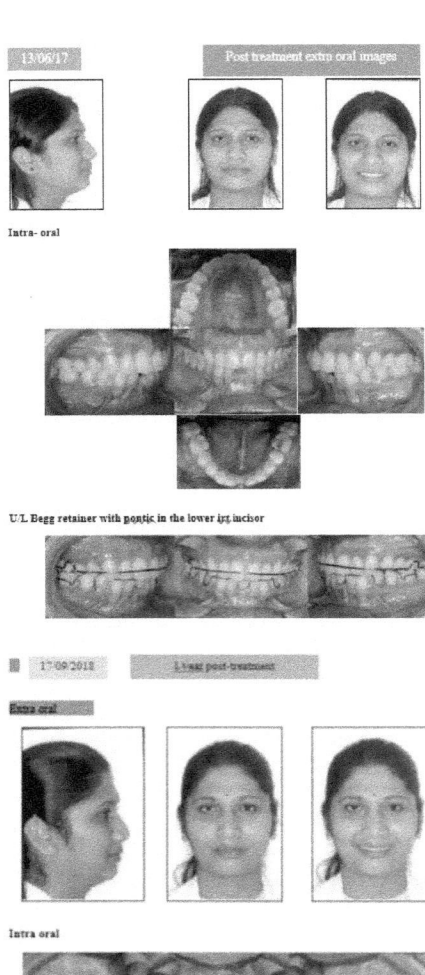

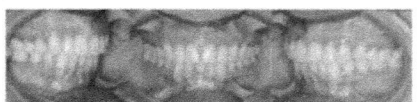

Intra- oral

U/L Begg retainer with pontic in the lower rt incisor

17/09/2018 1 year post-treatment

Intra oral

Intra oral

ANSICHTEN DER AUTOREN

Nach Angaben von Bishara:

• Der Rückfall des Überbisses war im Vergleich zum Überbiss größer.

• Die Breite des Oberkiefer-Interkans war stabiler als die des Unterkiefers.

Laut Shapiro:

Bei Fällen der Klasse II Div 2 war die Fähigkeit, die Zunahme der interkaninen Breite im unteren Bogen beizubehalten, größer als bei Fällen der Klasse II Div 1.

Little stellte fest, dass unabhängig von Alter, Geschlecht und anfänglicher Malokklusion alle Fälle in seiner Studie eine Abnahme der Bogenbreite und Bogenlänge mit der Zeit zeigten.

Rückfall in Fällen mit und ohne Extraktion:

Laut der Studie von Undhe kam er zu dem Schluss, dass es keinen Unterschied zwischen Patienten mit und ohne Extraktion in Bezug auf das Ausmaß des Engstands gab.

Berg und Simons stellten fest, dass die größte Veränderung des interklinischen Abstands bei Extraktionspatienten festgestellt wurde, die eine kontinuierliche Abnahme dieser Dimension aufwiesen.

Allgemeine Fallberichte

Bewertung der langfristigen Auswirkungen von selbstligierenden Brackets (SLBs) auf die transversalen Dimensionen der Zahnbögen und des Skelett- und Weichgewebes sowie quantitative Bewertung des Behandlungsergebnisses nach einer Behandlung ohne Extraktion mit SLBs.

Methodik: Die Stichprobe bestand aus 24 Probanden (18 Frauen und sechs Männer) mit einem Durchschnittsalter von 14,23 ± 2,19 Jahren, die mit der Damon®3-Apparatur behandelt wurden. Vollständige Aufzeichnungen mit kephalometrischen Röntgenaufnahmen und Gipsmodellen wurden vor der Behandlung (T1), unmittelbar nach der Behandlung (T2), sechs Monate nach der Behandlung (T3) und zwei Jahre (T4) nach der Behandlung erstellt. Es wurden digitale Studienmodelle erstellt. Der Peer Assessment Rating Index wurde zur Messung des Behandlungsergebnisses verwendet.

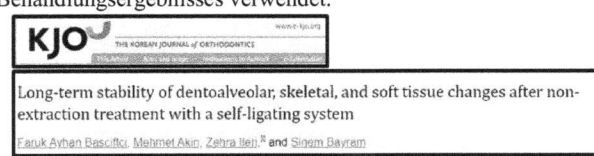

> **KJO** THE KOREAN JOURNAL of ORTHODONTICS
>
> Long-term stability of dentoalveolar, skeletal, and soft tissue changes after non-extraction treatment with a self-ligating system
>
> Faruk Ayhan Basciftci, Mehmet Akin, Zehra Ileri,[x] and Sinem Bayram

Ergebnisse

Es gab signifikante Zunahmen bei allen transversalen Zahnabdruckmessungen mit aktiver Behandlung. Langfristig gab es einige signifikante Rückfälle, insbesondere bei der

Oberkieferbreite (p < 0,05). Statistisch signifikante Zunahmen wurden bei T1-T2 bei der Nasenbreite (p < 0,001), der Oberkieferbasis, den oberen Molaren, den unteren Interkanninen und den Antigonen (p < 0,05) festgestellt. Die unteren Schneidezähne waren in T1-T2 prokliniert und vorgewölbt.

Schlussfolgerungen: SLBs korrigieren Engstände durch Mechanismen, die eine Proklination und Protrusion der Schneidezähne und eine Erweiterung der Zahnbögen beinhalten, ohne klinisch signifikante Veränderungen der Hart- und Weichgewebe des Gesichts zu induzieren.

• Langfristig bleiben die mit selbstligierenden Brackets erzielten Vergrößerungen der Querdimensionen der Bögen stabil.

Zielsetzung: Die Stabilität der Transversalexpansion bei passiven selbstligierenden Bracketbehandlungen ist ein umstrittenes Thema in der Kieferorthopädie. In der Literatur finden sich bisher jedoch nur 3 Berichte mit einer maximalen Nachbeobachtungszeit von 3 Jahren nach Beendigung der Therapie. Ziel der vorliegenden Studie ist es, die Stabilität der kieferorthopädischen Behandlung mit selbstligierenden Brackets in einem Nachbeobachtungszeitraum von 6 Jahren zu bewerten.

Material und Methoden: Eine Stichprobe von 56 nicht-extraktiven Fällen (davon 33 Frauen, Durchschnittsalter 16,9, SD=9,0 Jahre), die nacheinander mit dem Damon®-System behandelt wurden, wurde retrospektiv ausgewählt. Alle Patienten erhielten am Ende der Behandlung festsitzende Retainer von Eckzahn zu Eckzahn in beiden Zahnbögen, und es wurden keine herausnehmbaren Retainer eingesetzt. Die Mittelwerte der transversalen Interkuspidal-, transversalen Zentroid- und transversalen Lingualabstände wurden für alle Zähne von den Eckzähnen bis zu den zweiten Molaren in beiden Kieferbögen ermittelt. Jedes Maß wurde zu vier Zeitpunkten berechnet: vor der Behandlung (T0), am Ende der Behandlung (T1), ein Jahr nach der Behandlung (T2) und sechs Jahre nach der Behandlung (T3). Die Transversaldurchmesser wurden für alle Zähne, von den Eckzähnen bis zu den zweiten Molaren, gemessen (insgesamt 1680 Beobachtungen) und anschließend verglichen, um die Veränderungen während und nach der Behandlung zu bewerten.

Progress in Orthodontics

Stability of transverse dental arch dimension with passive self-ligating brackets: a 6-year follow-up study

Franz Josef Willeit, Francesca Cremonini, Paul Willeit, Fabio Ramina, Marta Cappelletti, Alfredo Giorgio Spedicato and Luca Lombardo

Ergebnisse: Während der aktiven Behandlung kam es zu einer Zunahme aller transversalen Zahnmessungen. Eine statistisch signifikante Verringerung des transversalen Durchmessers wurde für die oberen und unteren Prämolaren von T1 bis T3 festgestellt.

Schlussfolgerung: Die 6-Jahres-Follow-up-Analyse ergab, dass die anfängliche transversale Expansion bei den Prämolaren einen statistisch signifikanten Rückfall aufwies. Auf der Ebene der Eckzähne wurde kein Rückfall festgestellt, was auf das Vorhandensein von festsitzenden Retainern zurückzuführen ist, und bei den ersten Molaren war er minimal.

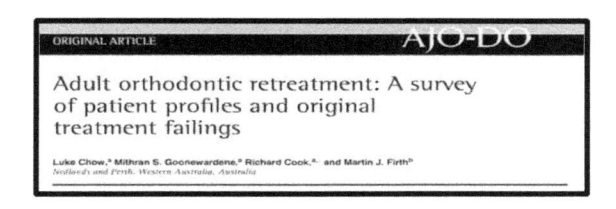

Adult orthodontic retreatment: A survey of patient profiles and original treatment failings

Luke Chow, Mithran S. Goonewardene, Richard Cook, and Martin J. Firth
Nedlands and Perth, Western Australia, Australia

Ziel dieser Untersuchung war es, die Besonderheiten von Patienten zu analysieren, die eine erneute Behandlung beantragen, und die Ursachen ihres ursprünglichen Behandlungsversagens zu ermitteln.

Methoden: Es wurde eine Online-Fragebogenerhebung unter Erwachsenen durchgeführt, die sich zum ersten Mal einer kieferorthopädischen Behandlung unterziehen wollten (Kontrolle) bzw. sich einer Nachbehandlung unterziehen wollten (Studie). Es wurden ICON-Scores (Index of Complexity, Outcome, and Need) ermittelt. Die Behandlungsunterlagen wurden ausgewertet, um die Ursachen für das Scheitern der ursprünglichen Behandlung zu ermitteln.

Ergebnisse: Es wurden keine signifikanten Unterschiede zwischen erwachsenen Retreatment-Patienten und Erstpatienten in Bezug auf die Gründe für die Inanspruchnahme einer kieferorthopädischen Behandlung, die Art der Fehlstellung, die Selbstwahrnehmung der Fehlstellung, den Grad der Eigenmotivation, die Bereitschaft zu einem chirurgischen Eingriff, die Erwartungen an eine Verbesserung der Behandlung und die Dauer festgestellt. Der Hauptgrund für die Behandlung in beiden Gruppen waren ästhetische Bedenken. Retreatment-Patienten wiesen niedrigere ICON-Werte (39,4; Standardfehler, 0,26) auf als die Erstpatienten (54,3; Standardfehler, 0,23), P #0,001.

Die Hauptgründe für die ursprünglichen Behandlungsfehler waren

1) Schlechte Behandlung,

2) Reifungsbedingte Veränderungen,

3) Unzureichender Selbstbehalt,

4) Unzulänglichkeiten bei der Diagnose und Behandlungsplanung und

5) Ungünstiges Wachstum.

6) Bezogen auf den Querschnittsmangel,

Hinweis: Kliniker sollten auf die Patientenprofile von Patienten achten, die eine Nachbehandlung wünschen, und die möglichen Ursachen von Fehlern in der kieferorthopädischen Behandlung im Auge behalten, um suboptimale Ergebnisse zu vermeiden.

DIAGNOSE UND BEHANDLUNGSPLANUNG

Terminologie

Anamnese: Ein geplantes professionelles Gespräch, das es dem Patienten ermöglicht, dem Arzt seine Symptome und Ängste mitzuteilen, und das in den eigenen Worten des Patienten aufgezeichnet wird, um einen Einblick in die Art der Krankheit des Patienten und seine Einstellung zu ihr zu erhalten.

Diagnostik: Die korrekte Bestimmung, diskriminierende Einschätzung und logische Beurteilung der bei der Untersuchung festgestellten Zustände, die sich in den Anzeichen und Symptomen von Gesundheit und Krankheit äußern. Schritte der Diagnose nach Rakosi

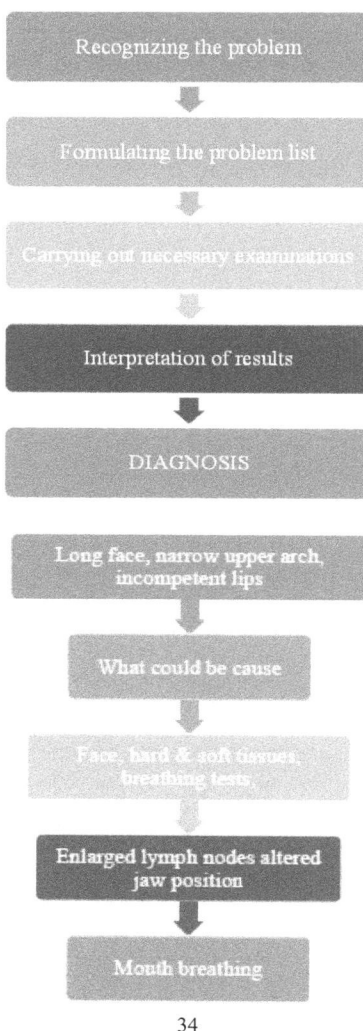

```
Recognizing the problem
          ↓
Formulating the problem list
          ↓
Carrying out necessary examinations
          ↓
Interpretation of results
          ↓
       DIAGNOSIS
          ↓
Long face, narrow upper arch,
     incompetent lips
          ↓
   What could be cause
          ↓
Face, hard & soft tissues,
    breathing tests,
          ↓
Enlarged lymph nodes altered
        jaw position
          ↓
     Mouth breathing
```

Diagnose: kontinuierlicher Prozess

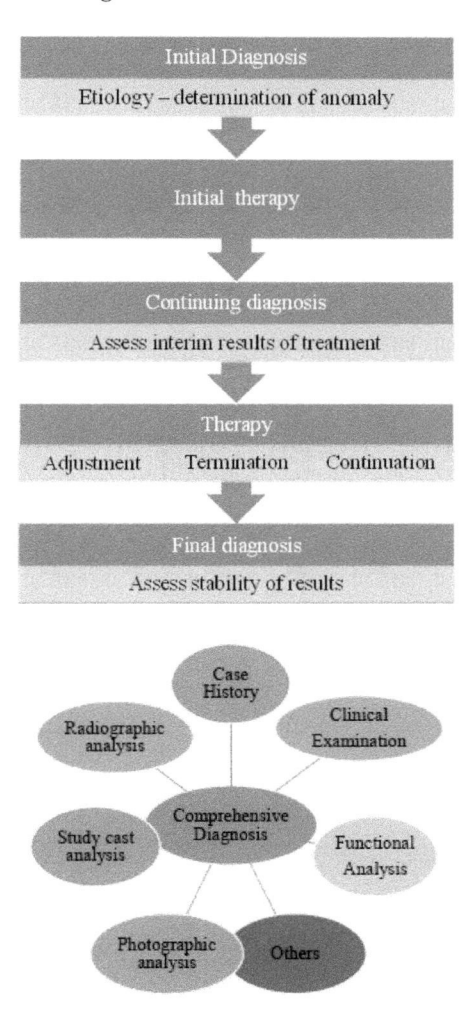

Initial Diagnosis
Etiology – determination of anomaly

Initial therapy

Continuing diagnosis
Assess interim results of treatment

Therapy
Adjustment   Termination   Continuation

Final diagnosis
Assess stability of results

- Case History
- Clinical Examination
- Radiographic analysis
- Study cast analysis
- Comprehensive Diagnosis
- Functional Analysis
- Photographic analysis
- Others

Die Anamnese sollte auch frühere kieferorthopädische Behandlungen umfassen, wobei wichtige Details wie

1. Wann wurde die letzte kieferorthopädische Behandlung durchgeführt?
2. Wo wurde sie durchgeführt,
3. Dauer der Behandlung,
4. Handelt es sich um eine Behandlung mit festsitzenden oder herausnehmbaren Geräten?

5. Wurden irgendwelche Vorschüsse gewährt,

6. Hat er/sie die Zahnspange auf Anraten des Arztes getragen?

7. Einschlägige medizinische Vorgeschichte,

8. Geschichte der Gewohnheiten. Auch enthalten:
1. Ergebnisse der vorherigen kieferorthopädischen Behandlung,

2. Gründe und Motivationen für die Inanspruchnahme einer kieferorthopädischen Behandlung (zahnmedizinisches Wissen, Menschen in der Umgebung, Umfeld der Zahnmedizinischen Fakultät),

3. Erwartungen an die kieferorthopädische Nachbehandlung, und

4. Bedenken bezüglich der kieferorthopädischen Nachbehandlung (mögliche Komplikationen).

Die klinische Untersuchung sollte mit besonderem Interesse auf bereits bestehende

1. Weißfleckige Läsion

2. Zahnkaries

3. Parodontales Problem

4. Allgemeines Gesundheitsproblem

Wurzelresorption und Retraktion

Die detaillierte Beurteilung der Zahnwurzeln mit Hilfe von IOPAR zu Beginn der kieferorthopädischen Behandlung ist eine Anforderung, die Levander & Malmgren (1988) hervorheben.

Wurzelmorphologie Wurzellänge
Vorhandensein von Resorption

Vorhandensein von Oberflächenkonkavitäten und Missbildungen

Aus der Literatur geht hervor, dass Resorptionen, die größer als 4 mm sind, als schwerwiegend angesehen werden und eine stärkere Kontrolle und Pflege erfordern.

Die Kontrolle der Belastung oder sogar der auf die Zähne wirkenden Kräfte ist von grundlegender Bedeutung, um die Fortsetzung der Wurzelresorption zu vermeiden oder zu verringern. In der kieferorthopädischen Behandlung kann diese Kontrolle durch die Höhe der angewendeten Kraft, durch die Art der Bewegung und durch die Art der Kraft erreicht werden.

Während der Bewegung der Zähne ist die Unterbrechung der Kraft zum Abbau von Spannungen im Ligament und zur Erholung des Gewebes wichtig, um die Vitalität des Gewebes zu erhalten und eine Wurzelresorption zu verhindern. (Van Leeuwen, Malta & Kuijipers-Jagtman, 1999)

Im Jahr 2003 stellte Weiland fest, dass bei der Verwendung von superelastischen Drähten, die eine kontinuierliche Kraft ausüben und somit die Belastung nicht unterbrechen, die Wahrscheinlichkeit einer Wurzelresorption um 140 % höher ist als bei Stahldrähten, die eine Unterbrechung der Kraft zulassen und somit eine Gewebereparatur ermöglichen.

FALLBERICHT

Vorbehandlung

Nachbehandlung

Ziel dieser Studie war es, die Prävalenz und den Schweregrad der apikalen Wurzelresorption von Oberkiefer-Frontzähnen in einer großen Stichprobe erwachsener kieferorthopädischer Patienten zu untersuchen, etwaige Unterschiede zwischen Untergruppen von Patienten mit und ohne frühere kieferorthopädische Behandlung zu analysieren und die Hypothese zu prüfen, dass endodontisch behandelte Zähne seltener von apikaler Wurzelresorption betroffen sind.

• Untersucht wurden periapikale Röntgenaufnahmen der Oberkieferfrontzähne vor (T1) und nach (T2) der Behandlung sowie Krankenakten von 500 Erwachsenen, die Gruppen von nacheinander behandelten Patienten aus vier kieferorthopädischen Praxen repräsentieren.

• In allen Fällen wurden Multibond-Apparaturen mit 0,022 x 0,028 Zoll großen Bracketschlitzen verwendet.

• Die Röntgenaufnahmen wurden in der gleichen Röntgeneinrichtung mit einer parallelen Langkegeltechnik angefertigt.

• Insgesamt wurden 343 Patienten im Alter von 20,0-70,1 Jahren (Mittelwert 34,5, SD 9,0) in die Studie aufgenommen, die seit 0,5-5,2 Jahren (Mittelwert 2,0, SD 0,7) behandelt wurden.

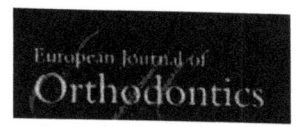

European Journal of **Orthodontics**

Prevalence and severity of apical root resorption of maxillary anterior teeth in adult orthodontic patients

A. Davide Mirabella* and Jon Årtun**

*Private Practice, Catania, Italy, and **Department of Orthodontics, University of Washington, Seattle, Washington, USA

ERGEBNISSE

Erwachsene: 40 % hatten eine Wurzelresorption von 2,5 mm oder mehr Jugendliche: 16,5 % hatten eine Wurzelresorption Die Behandlungsgruppe hatte weniger Wurzelresorption.

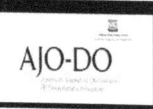

Effect of repeated orthodontic treatment on the dental and periodontal tissues of the rat incisor

Eyal Katzhendler, DMD, MSc,ª and Shulamit Steigman, DMDᵇ
Jerusalem, Israel

AJO-DO

Periapikale Röntgenaufnahmen vor (a) und nach (b) der kieferorthopädischen Behandlung eines Patienten mit übermäßiger apikaler Wurzelresorption. mit kurzen Wurzeln und einer Vorgeschichte früherer kieferorthopädischer Behandlungen

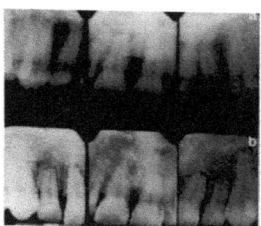

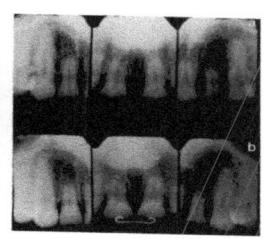

Ziel dieses Tierforschungsprojekts war es, die Auswirkungen einer wiederholten kieferorthopädischen Belastung auf Zähne zu untersuchen, die sich von einer früheren mechanischen Stimulation erholt hatten. Die Geschwindigkeit der Zahnbewegung, die Dauer der funktionellen Erholung und die Veränderungen des Zahn- und Parodontalgewebes während und nach der Kraftanwendung wurden bewertet.

Materialien und Methoden: Dreißig weibliche Ratten wurden in die Gruppen A (Studie) und B (Kontrolle) eingeteilt. Linguointrusive Belastungen (20,58 ± 1,88 g), die durch Federn erzeugt wurden, wurden 2 Wochen lang auf den unteren linken Schneidezahn ausgeübt und dann entfernt, um eine Erholung während 27 Wochen zu ermöglichen (Gruppe A). Die gleiche Belastung wurde dann in Gruppe A wiederholt und als Primärbehandlung in Gruppe B angewendet. Fünf Tiere aus jeder Gruppe wurden mit den Federn in situ getötet (A-1 und B-1), während die übrigen 20 Tiere nach einer dreimonatigen Erholungsphase getötet wurden (A-2, B-2). Die entkalkten
Die Schneidezähne wurden seriell (2 µm) geschnitten, und der Abstand jedes Schnitts vom Apex wurde berechnet. Die Zahn- und Parodontalverletzungen wurden lichtmikroskopisch untersucht und entsprechend ihrer Lage auf der Zahnachse aufgetragen. Die Intrusion der Zähne in Gruppe A-1 war signifikant größer, während die Wiederherstellung der normalen Eruptionsrate in Gruppe A-2 im Vergleich zu den Gruppen B-1 und B-2 signifikant langsamer war.

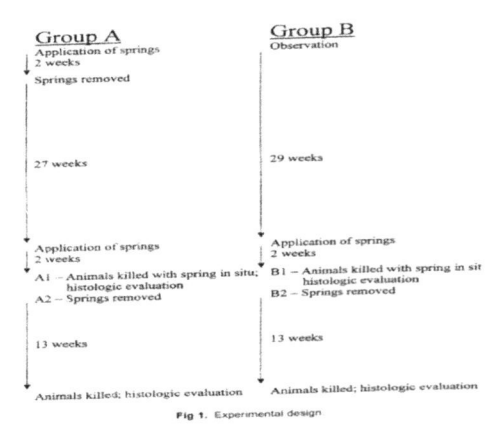

Fig 1. Experimental design

Ergebnisse: Gruppe A-2 zeigte eine höhere Häufigkeit von verletzten Schmelzorganen, Gewebsinfiltration durch Entzündungszellen, nekrotischen Bereichen und Dentinresorption als Gruppe B-2.

Die anfängliche kieferorthopädische Belastung wirkte sich nachteilig auf die Fähigkeit des Parodontal- und Zahngewebes aus, wiederholte Belastungen zu verkraften und sich davon zu erholen, was wahrscheinlich auf eine Abnahme der Zahl der parodontalen Fibroblasten und eine Schädigung der dentinschützenden Zementoblastenschicht zurückzuführen ist.

Die kieferorthopädische Bewegung von Zähnen löst eine Kette von histologischen und wahrscheinlich auch biochemischen Ereignissen aus, die Veränderungen im Zahn- und Parodontalgewebe hervorrufen, die klinisch nicht immer erkennbar sind. Soweit eine Parallele zwischen dem Verhalten von Tierzähnen und dem Zustand des menschlichen Gebisses gezogen werden kann, muss die Wiederherstellung eines früher bewegten Zahns daher mit größter Vorsicht vorgenommen werden. Man sollte das erhöhte Risiko einer Wurzelresorption und die längere Erholungsphase des Gewebes bedenken, die eine längere Retentionszeit erfordert.

FUNKTIONSPRÜFUNG

Bewerten Sie gründlich:

- Atmung

- Schlucken

- Sprache

- TMJ

KIEFERORTHOPÄDISCHE BEHANDLUNGEN UND SKELETTALE FEHLSTELLUNGEN

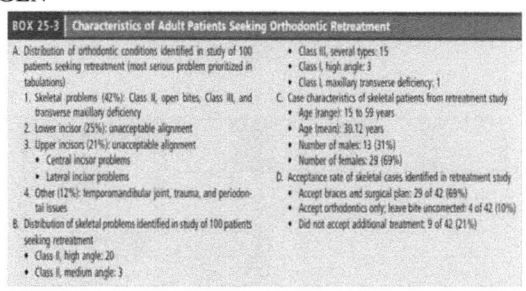

BOX 25-3 | Characteristics of Adult Patients Seeking Orthodontic Retreatment

A. Distribution of orthodontic conditions identified in study of 100 patients seeking retreatment (most serious problem prioritized in tabulations)
  1. Skeletal problems (42%): Class II, open bites, Class III, and transverse maxillary deficiency
  2. Lower incisor (25%): unacceptable alignment
  3. Upper incisors (21%): unacceptable alignment
    - Central incisor problems
    - Lateral incisor problems
  4. Other (12%): temporomandibular joint, trauma, and periodontal issues
B. Distribution of skeletal problems identified in study of 100 patients seeking retreatment
  - Class II, high angle: 20
  - Class II, medium angle: 3
  - Class III, several types: 15
  - Class I, high angle: 3
  - Class I, maxillary transverse deficiency: 1
C. Case characteristics of skeletal patients from retreatment study
  - Age (range): 15 to 59 years
  - Age (mean): 30.12 years
  - Number of males: 13 (31%)
  - Number of females: 29 (69%)
D. Acceptance rate of skeletal cases identified in retreatment study
  - Accept braces and surgical plan: 29 of 42 (69%)
  - Accept orthodontics only; leave bite unconnected: 4 of 42 (10%)
  - Did not accept additional treatment: 9 of 42 (21%)

Konferenzsystem

Bericht über die Behandlungsplanungskonferenz (um den Behandlungsplanungsprozess abzuschließen und die Behandlungsziele zu dokumentieren).

Bericht über die Fortschrittskonferenz (wird dem Hauszahnarzt zusammen mit einer Panoramaröntgenaufnahme und anderen geeigneten Unterlagen zur Beurteilung des Wachstums übermittelt).

Bericht der Stabilisierungs-/Retentionskonferenz (zur Erörterung von Behandlungserfolgen und -mängeln sowie zur Hervorhebung von Patienten mit hohem Risiko für eine notwendige Zusatzbehandlung).

Konferenz zum Abschluss der Behandlung (zur Überprüfung der Behandlungsergebnisse und zur Vorbereitung des Patienten auf die Anforderungen nach dem Aufenthalt).

• In einer Studie des Autors (Graber, Vanarsadall) mussten 42 von 100 erwachsenen Patienten (42 %) aufgrund von Wachstumsveränderungen, die die ursprüngliche kieferorthopädische Korrektur mäßig oder stark veränderten, nachbehandelt werden.

• Wenn der Wachstumsunterschied minimal ist, kann die okklusale Veränderung durch eine 4 bis 8 Monate dauernde kieferorthopädische Behandlung bewältigt werden.

• Wenn jedoch das Wachstum eine kieferorthopädische Korrektur untergräbt, kann es sein, dass der Patient eine chirurgische Korrektur nicht ohne weiteres akzeptiert.

STABILITÄT DER OKKLUSION UND ROTATION DES UNTERKIEFERS

Gesichtswachstum und okklusale Entwicklung bei einem Patienten mit einem extrem tiefen Biss. Das Fehlen eines Drehpunktes an den Schneidezähnen in Kombination mit dem Wachstumsmuster hat zu einer kontinuierlichen Vertiefung des Bisses geführt.

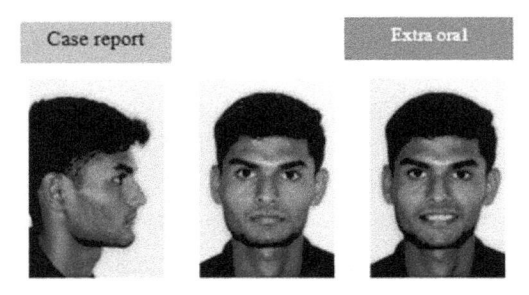

Intraoral

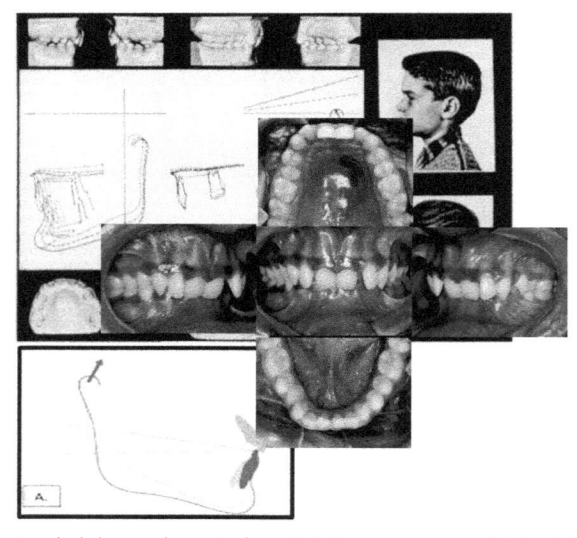

Hinweis: Bei Patienten, bei denen eine anteriore Rotation zu erwarten ist, besteht das Ziel der kieferorthopädischen Behandlung darin, eine normale Überbiss- und Überbissbeziehung herzustellen und zu erhalten, indem ein solider Drehpunkt am Schneidezahn geschaffen wird.

Nichterreichen der Behandlungsziele Operative Faktoren
• Fehler bei der Diagnose

• Fehler bei der Behandlungsplanung

• Verlust durch Verankerung

• Technische Fehler

Patientische Faktoren

- Schlechte Mundhygiene
- Nichtbeachtung der Vorschriften
- Nichteinhaltung von Terminen

Die Beibehaltung beginnt mit der Diagnose und der Behandlungsplanung:

Die korrekte Diagnose und der logische Behandlungsplan sowie dessen Zeitplan müssen auf eine ideale Ästhetik, eine ideale Funktion und die dauerhafte Erhaltung dieser Ideale ausgerichtet sein. Eine falsche Diagnose oder Behandlung erschwert die Anforderungen an die Retention.

Planung der Aufbewahrung: klinische Anwendungen

Sechs Faktoren, die bei der Planungssicherheit wichtig sind:

(1) Einholung einer INFORMIERTEN ZUSTIMMUNG,

(2) Die ursprüngliche Malokklusion und das Wachstumsmuster des Patienten,

(3) Die Art der durchgeführten Behandlung,

(4) Die Notwendigkeit zusätzlicher Verfahren zur Verbesserung der Stabilität,

(5) Die Art der Halterung,

(6) Die Dauer der Speicherung.

Es wurde gesagt, dass die Medizin zu je einem Drittel davon abhängt:

(1) Wissenschaft

(2) Tradition

(3) Erfahrung Einige Diagnosen sind
- Einfach,
- Viele sind schwierig und
- Wenige sind unmöglich

Doch alle sind wichtig, denn die Diagnose ist der "Trumpf" in der kieferorthopädischen Versorgung.

Op Nr. 488229 NC-23-B-2705
Name: **Frau Surbhi Chowdhary**
Der Abteilung gemeldet: 01/12/2009 Geburtsdatum:
Alter: 22 Jahre
Hauptbeschwerde: Probleme beim Kauen von der linken Seite und übermäßige Sichtbarkeit der oberen Frontzähne.

Extra oral

Fallbericht - 3

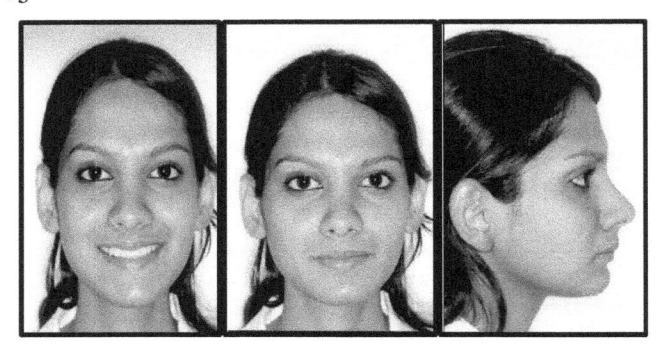

13/02/2010

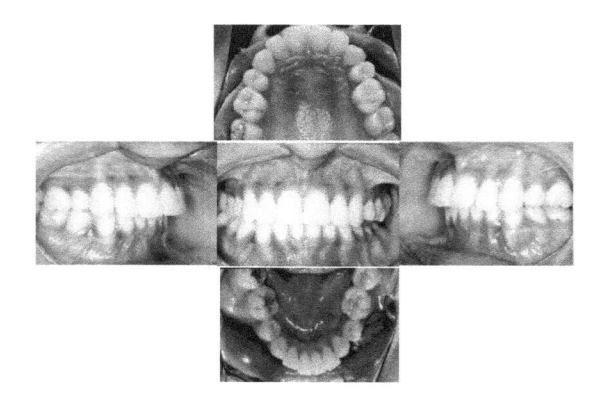

Die Diagnose: Eine 22 Jahre alte erwachsene Patientin mit kieferorthopädischer Vorgeschichte stellt sich mit einer Klasse-II-Molarenrelation vor, die beidseitig auf einer leichten Klasse-II-Skelettbasis mit durchschnittlichem Wachstumsmuster, vergrößertem Überbiss, Überbiss und Scherenbiss im linken Seitenzahnbereich überlagert ist.

Ablauf der Behandlung:

Korrektur des Scherenbisses - unterer lingualer Haltebogen von 37 auf 47 mit Dehnung und bukkalem Wurzeldrehmoment an normalem Seitenmolaren

- Vordere Bissfläche zum Knebeln, um den Biss zu öffnen

- Durch die Bisselastik von bukkal von 26 bis lingual von 36
- ■ Nivellieren und Ausrichten

■ Korrektur der Molarenrelation mit Hilfe einer Gleitschablone oder einer festsitzenden Funktionsapparatur
■ Veredelung & Detaillierung

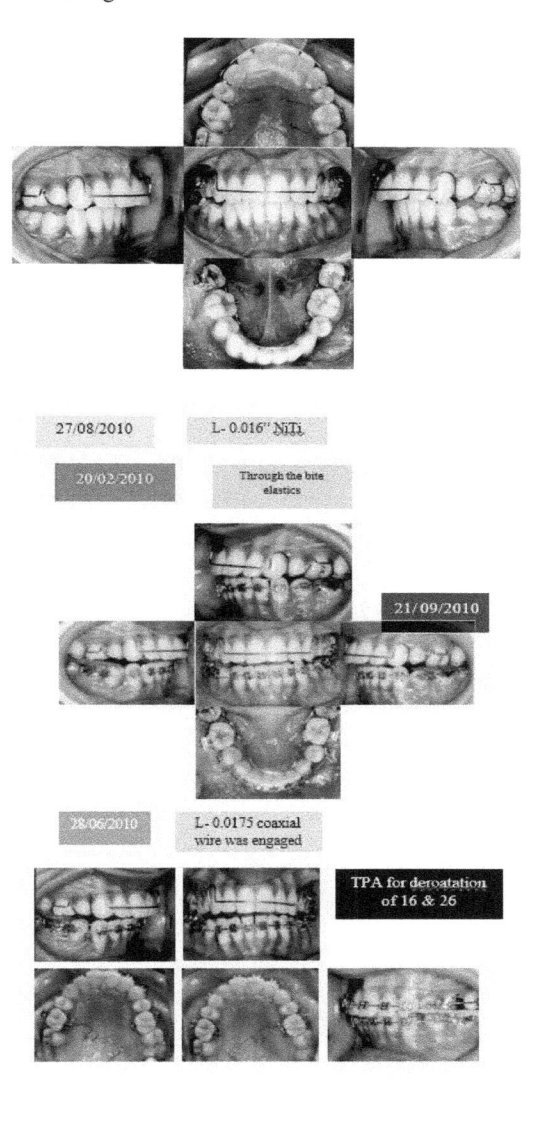

21/09/2010

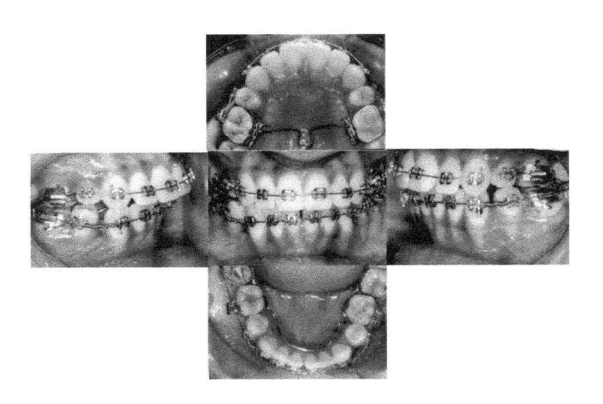

U/L- 17*25 SS
Mit Gummibändern der B/L-Klasse II
25/2/12

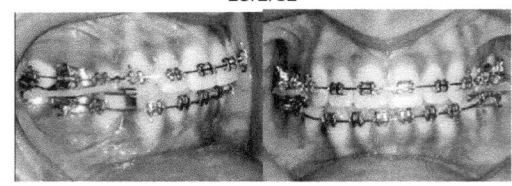

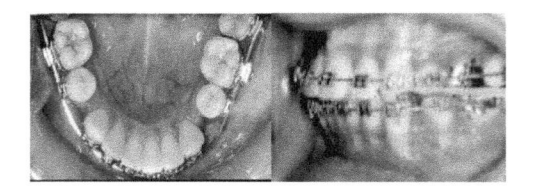

17/05/12
25/02/12 U/L 19*25 SS with B/L class II elastics

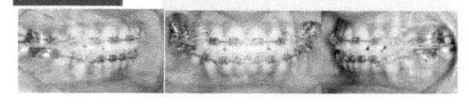

30/03/12 Lower E chain with B/L class II elastics

Post treatment extra oral images

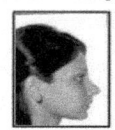

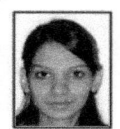

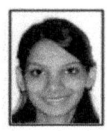

Intra oral

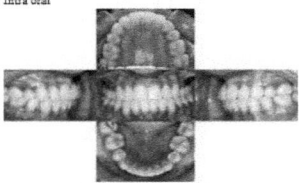

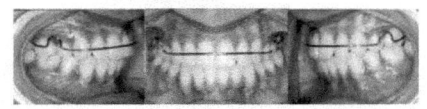

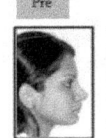

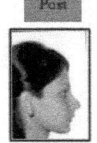

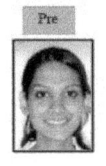

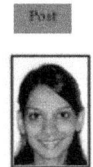

Pre   Post   Pre   Post

Pre treatment

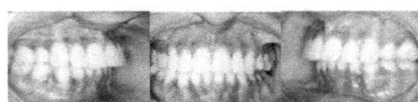

Post treatment

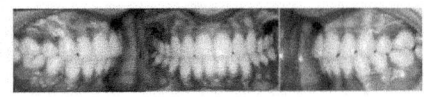

Fallbericht-4
Name : Frau Renuka M Madler Der Abteilung gemeldet am: 02/05/2017 Geburtsdatum : 20/01/1995
Alter: 22 Jahre

Hauptbeschwerde: Nach vorne gestellte obere Frontzähne.

Zahnärztliche Vorgeschichte: Sie hatte sich vor 5 Jahren in einer Privatklinik in Ranebennur einer kieferorthopädischen Behandlung mit einer herausnehmbaren Apparatur unterzogen.

Extra oral

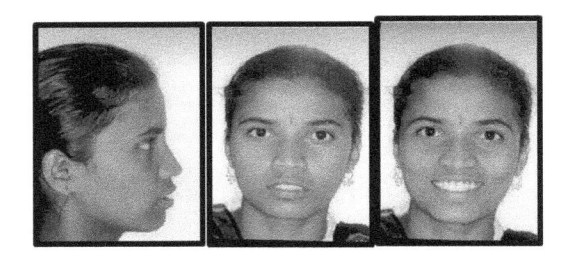

Intraoral

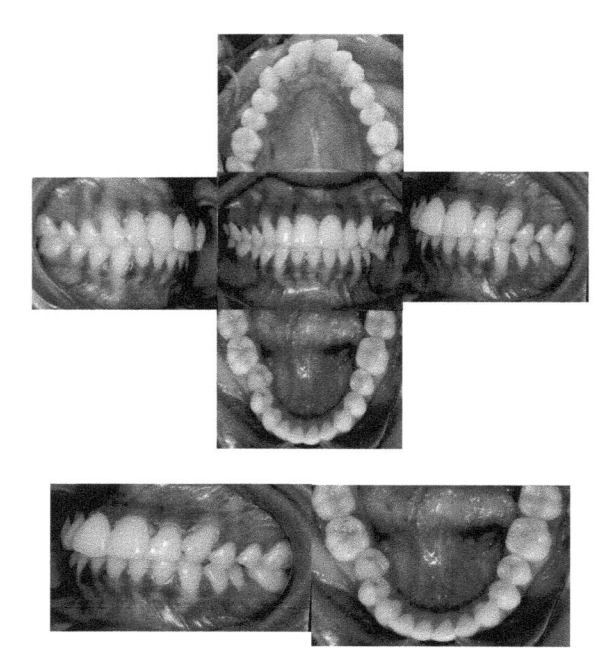

Diagnose: Eine 22 Jahre alte erwachsene Patientin stellt sich mit einer Klasse-I-Molaren-Relation auf der rechten Seite und einem Endzahn auf der linken Seite vor, die auf einer Klasse-II-Skelettbasis (ANB= 4°) mit proklinierten Ober- und Unterkieferfrontzähnen, mäßigem Engstand der Ober- und Unterkieferfrontzähne und einem Scherengebiss (25-35 und

27-37) überlagert sind.

Behandlungsplan - obere 4, untere 5 Extraktion PEA Mechanotherapie Behandlungsablauf: obere TPA
Extraktion von U4, L5 zusammen mit der Extraktion von 18, 28 & 48 Band alle 6
Bindung U/L-Bogen einschließlich aller 7, außer 12

Lacebacks im ersten und zweiten Quadranten, um Engstände zu beseitigen, dann Bond 12
Level und Ausrichten, Korrektur der Molarenbeziehung
Raumabschluss und Veredelungsdetails

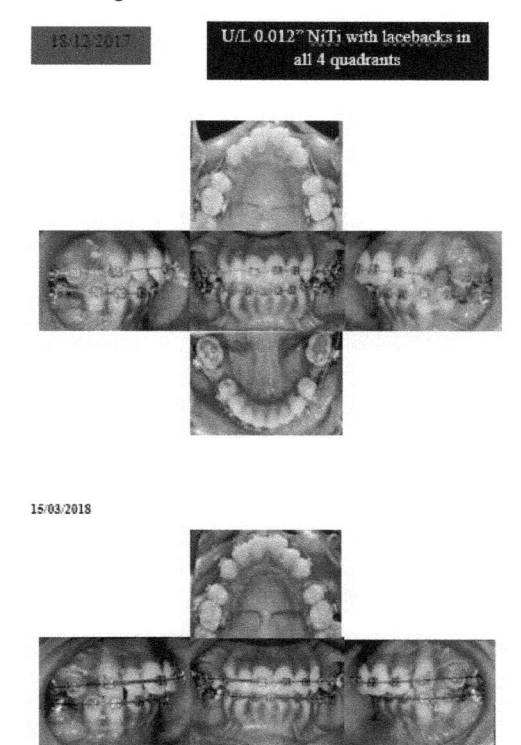

U/L 0.016" Aus special plus wire engaged with open coil spring between 11 & 13 & lower 3-3 consolidation

16/04/2018 Bonded 12, U-0.016" NiTi & L-16*22 SS

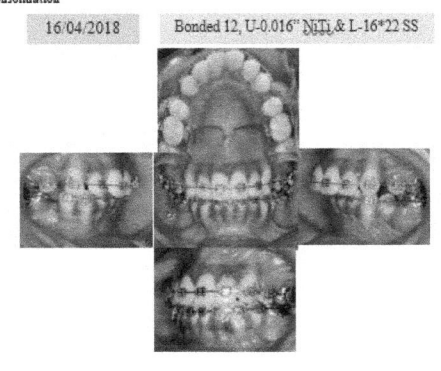

3/10/2018 U/L 17*25 SS, E-chain consolidation from 13-23, B/L class II elastics

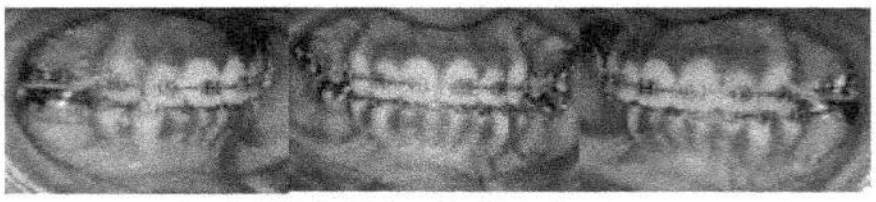

U/L 0.016" Aus special plus wire engaged with open coil spring between 11 & 13 & lower 3-3 consolidation

16/04/2018 Bonded 12, U-0.016" NiTi & L-16*22 SS

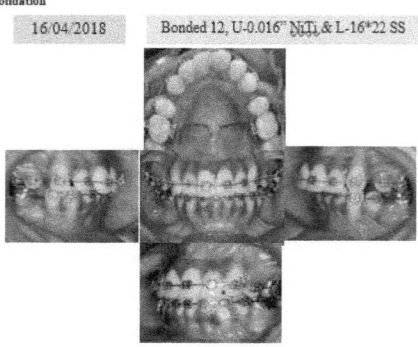

3/10/2018 U/L 17*25 SS, E-chain consolidation from 13-23, B/L class II elastics

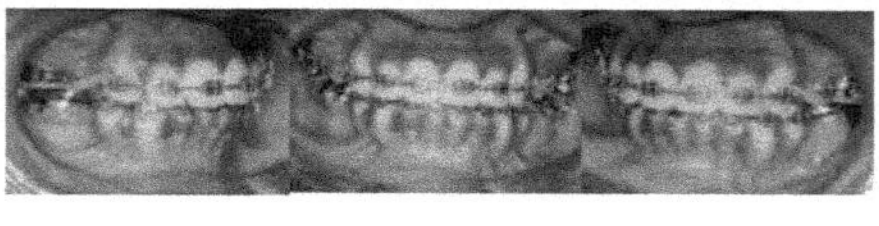

Intra oral

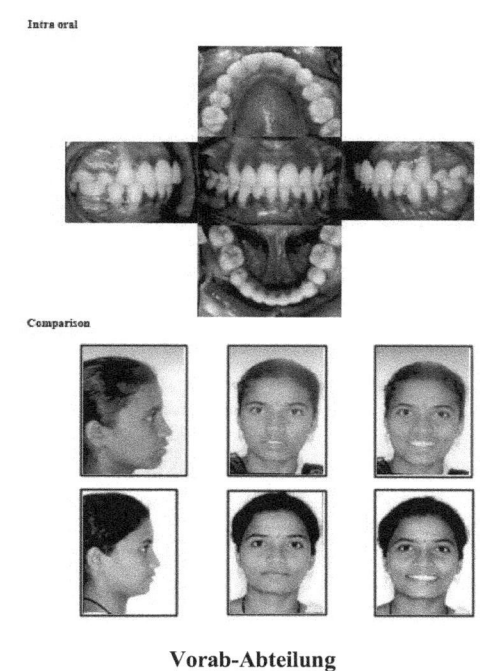

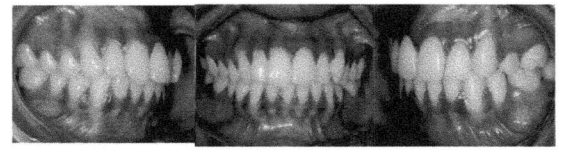

Comparison

Vorab-Abteilung

Nachbehandlung

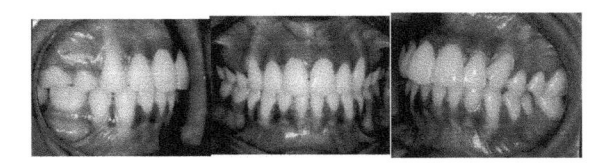

LANGFRISTIGE BERICHTE

• Die langfristige Ausrichtung war sehr variabel und unvorhersehbar.

• Merkmale wie Winkelklassifizierung, Retentionsdauer, Alter des Patienten zu Beginn der Behandlung, Geschlecht, anfängliche/endgültige Ausrichtung, Überbiss, Überbiss, Bogenbreite, Bogenlänge waren für die Vorhersage des Langzeitergebnisses nicht von Bedeutung.

• Das Fehlen bzw. Vorhandensein von dritten Molaren sowie von impaktierten bzw. vollständig durchgebrochenen Backenzähnen schien kaum Auswirkungen auf das Auftreten von Rückfällen zu haben.

• Länge und Breite des Bogens haben sich nach der Retention in der Regel verringert.

Die heutige Kieferorthopädie hat keine zufriedenstellende Lösung für das Problem der Langzeitstabilität.

VORSICHT

Eine Verlängerung der kieferorthopädischen Behandlung kann dazu führen

1. Bildung weißer Flecken,

2. Zahnkaries,

3. Apikale Wurzelresorption,

4. Parodontalerkrankungen,

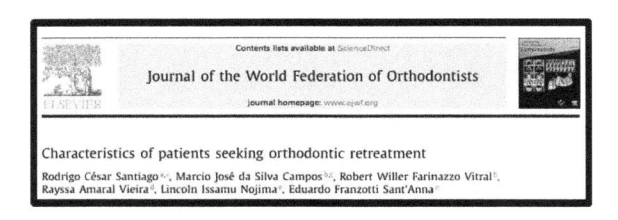

Journal of the World Federation of Orthodontists

Characteristics of patients seeking orthodontic retreatment

Rodrigo César Santiago, Marcio José da Silva Campos, Robert Willer Farinazzo Vitral, Rayssa Amaral Vieira, Lincoln Issamu Nojima, Eduardo Franzotti Sant'Anna

5. Schmerzen und Unbehagen

PATIENTENAUFKLÄRUNG

• Erklären Sie

• Zeigen Sie

• Bestätigen Sie

PATIENT-ELTERN-MOTIVATION

• Pflege der Mundhygiene

• Tragen von Gummibändern

• Tragen von Zahnspangen

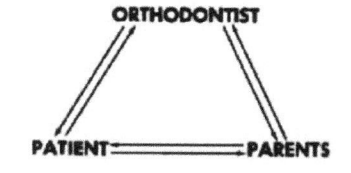

ORTHODONTIST — PATIENT — PARENTS

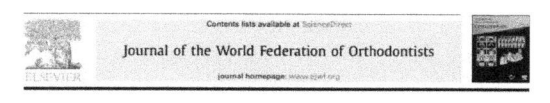

Journal of the World Federation of Orthodontists

Characteristics of patients seeking orthodontic retreatment

Rodrigo César Santiago, Marcio José da Silva Campos, Robert Willer Farinazzo Vitral, Rayssa Amaral Vieira, Lincoln Issamu Nojima, Eduardo Franzotti Sant'Anna

Ziel der aktuellen Studie war es, die bisherigen Behandlungserfahrungen, Wahrnehmungen, Erwartungen und die Motivation für eine kieferorthopädische Nachbehandlung zu untersuchen.

Ergebnisse: Es gab keinen statistisch signifikanten Unterschied zwischen der Motivation der Patienten für die vorherige Behandlung und der Motivation für die Wiederholungsbehandlung.

Schlussfolgerungen: Patienten, die eine Nachbehandlung wünschten, waren weniger motiviert, sich behandeln zu lassen, und Zahnunregelmäßigkeiten waren in beiden Gruppen der Hauptgrund für eine Behandlung. Alle hatten einige okklusale Merkmale, die die kieferorthopädische Behandlung klinisch rechtfertigten.

Diese Studie zeigte auch, dass Patienten, die sich einer Nachbehandlung unterziehen, weniger bereit waren, sich einer Zahnextraktion zu unterziehen als die Kontrollgruppe, und dass sie auch weniger bereit waren, d i e Länge der Behandlungsdauer zu akzeptieren.

In dieser Studie wurden zwar 66,7 % der Patienten, die eine Wiederholungsbehandlung anstrebten, über die Bedeutung der Mitarbeit des Patienten in Bezug auf den Verlauf und die Ergebnisse der Behandlung informiert, aber 53 % beendeten die Behandlung nicht.

Die in der vorliegenden Studie beobachtete geringere Motivation für eine erneute Behandlung könnte die Unzufriedenheit mit früheren Behandlungserfahrungen widerspiegeln, einschließlich der Ergebnisse, unangenehmer Verfahren wie der Extraktion und der langen Behandlungsdauer.

ANGLE ORTHODONTIST

Original Article

Factors associated with long-term patient satisfaction

Nair Galvão Maia; David Normando; Francisco Ajalmar Maia; Maria Ângela Fernandes Ferreira; Maria do Socorro Costa Feitosa Alves

Schlussfolgerungen: Patienten, die eine Nachbehandlung wünschten, waren weniger motiviert, sich behandeln zu lassen, und Zahnunregelmäßigkeiten waren in beiden Gruppen der Hauptgrund für eine Behandlung. Alle hatten einige okklusale Merkmale, die die kieferorthopädische Behandlung klinisch rechtfertigten.

Diese Studie zeigte auch, dass Patienten, die sich einer Nachbehandlung unterziehen, weniger bereit waren, sich einer Zahnextraktion zu unterziehen als die Kontrollgruppe, und dass sie auch weniger bereit waren, die Länge der Behandlungsdauer zu akzeptieren.

In dieser Studie wurden zwar 66,7 % der Patienten, die eine erneute Behandlung anstrebten, über die Bedeutung der Mitarbeit des Patienten in Bezug auf den Behandlungsverlauf und die

Ergebnisse informiert, doch 53 % beendeten die Behandlung nicht.

Zielsetzung: Ermittlung von Faktoren, die mit der Patientenzufriedenheit mindestens 5 Jahre nach einer kieferorthopädischen Behandlung zusammenhängen.

Materialien und Methoden: 209 kieferorthopädische Patienten, die mit oberen und unteren festsitzenden kieferorthopädischen Geräten behandelt wurden.

Ergebnisse: Die kieferorthopädische Behandlung führte zu einer signifikanten Verbesserung von 94,2 % im PAR-Index (T2-T1). Diese Veränderung war jedoch nicht mit dem Grad der Zufriedenheit verbunden, wenn die Patienten mindestens 5 Jahre nach der Behandlung befragt wurden.

Schlussfolgerungen: Langfristig steht die Patientenzufriedenheit in einem leichten Zusammenhang mit der Stabilität der kieferorthopädischen Behandlung, unabhängig von den anfänglichen okklusalen Bedingungen oder dem Endergebnis der kieferorthopädischen Behandlung.

ANGLE ORTHODONTIST

Original Article

Factors Affecting Patient Satisfaction after Orthodontic Treatment

Mahmoud K. Al-Omiri[a]; Elham Saleh Abu Alhaija[b]

Ziel dieser Studie war es, Faktoren zu ermitteln, die die Zufriedenheit der Patienten mit ihrem Gebiss nach einer kieferorthopädischen Behandlung beeinflussen können.

- Fünfzig Patienten (20 männlich und 30 weiblich)

- Durchschnittsalter 20,7 6 4,2 Jahre

- Erfolgreich abgeschlossene festsitzende kieferorthopädische Behandlung

- Behandlungsdauer von 19 ± 4 Monaten

- Retentionsphase (6-12 Monate) mit oberen Hawley- und unteren festsitzenden Retainern

Es wurde berichtet, dass weibliche Patienten mit hohen Neurotizismus-Werten und männliche Patienten mit hohen Introvertiertheits-Werten seltener zufrieden sind. Vierunddreißig Prozent der Probanden in dieser Studie waren nach der kieferorthopädischen Behandlung vollkommen zufrieden mit ihren Zähnen, und nur 4 % gaben an, vollkommen unzufrieden zu sein. Die Zufriedenheit mit dem Mundkomfort, der allgemeinen Leistungsfähigkeit, den Essfähigkeiten und den Schmerzdimensionen während der kieferorthopädischen Behandlung hatte maßgeblichen Einfluss auf die Gesamtzufriedenheit. Kieferorthopädische Patienten, die ohne Extraktion behandelt wurden, äußerten sich unzufrieden mit den Behandlungsergebnissen.

Evaluation of level of satisfaction in orthodontic patients considering professional performance

Claudia Boleski Carneiro*, Ricardo Moresca**, Nicolau Eros Petrelli***

Zielsetzung: In Anbetracht des zunehmenden beruflichen Anliegens, neue Patienten zu gewinnen und sie mit der Behandlung zufrieden zu halten, zielte diese Studie darauf ab, den Grad der Zufriedenheit der Patienten mit der kieferorthopädischen Behandlung unter Berücksichtigung der Leistung des Kieferorthopäden zu bewerten.

Methoden: Sechzig Fragebögen wurden von Patienten in kieferorthopädischer Behandlung bei Fachärzten für Kieferorthopädie ausgefüllt.

Gruppe I bestand aus 30 Patienten, die sich als unzufrieden bezeichneten und in den letzten 12 Monaten den Kieferorthopäden gewechselt hatten.

Gruppe II bestand aus 30 Patienten, die sich selbst als zufrieden ansahen und mindestens 12 Monate lang bei demselben Fachmann in Behandlung waren.

Ergebnisse und Schlussfolgerungen: Es wurde festgestellt, dass die Faktoren, die statistisch mit der Zufriedenheit der Patienten mit der Leistung des Kieferorthopäden verbunden sind, folgende sind:

- Beruflicher Abschluss,

- Berufliche Befassung,

- Motivation,

- Persönliche Beziehung Arzt-Patient und

- Interaktion.

Bei der Bewertung der kieferorthopädischen Behandlung waren die Faktoren, die die statistischen Unterschiede in der Zufriedenheit der Patienten bestimmten, die Anzahl der gleichzeitig behandelten Patienten und die Integration der Patienten während der Termine.

Wichtige Schlüssel für die Speicherung:

1) Aufrechterhaltung des unteren Schneidezahns über dem Basalknochen

2) Minimale Veränderungen der unteren Bogenform

3) Gute Okklusion

Man kann darüber philosophieren, dass nichts an der menschlichen Morphologie unveränderlich ist. Das Altern ist ein gut dokumentierter Prozess der Veränderung. Zahnanpassungen und sich verändernde Zahnverhältnisse sind selbst bei ansonsten gesunden

Menschen gut bekannt. Warum erwarten wir dann in jedem Fall eine langfristige Stabilität? Die Antwort auf die Frage nach der langfristigen Stabilität ist vielleicht die langfristige Retention.

SCHLUSSFOLGERUNG

- Die Zähne nach einer kieferorthopädischen Behandlung in ihrer korrigierten Position zu halten, kann eine große Herausforderung sein.

- Auch ein Rückfall ist nicht vorhersehbar, so dass davon ausgegangen werden sollte, dass jeder Patient das Potenzial für langfristige Veränderungen hat.

- Als Teil des Einwilligungsprozesses für eine kieferorthopädische Behandlung müssen sich die Patienten voll und ganz darüber im Klaren sein, dass sie sich verpflichten, Retainer so lange zu tragen, wie sie ihre Zähne in ihrer korrigierten Position halten wollen.

- Es liegt in der Verantwortung des Zahnarztes sicherzustellen, dass die Patienten angemessen über die Pflege ihrer Zahnspange unterrichtet werden und dass sie darüber informiert werden, wann und von wem die Zahnspange überprüft wird.

- Derzeit gibt es keine ausreichenden, qualitativ hochwertigen Belege für die beste Art der Retention oder das beste Retentionsschema, so dass die Vorgehensweise jedes Zahnarztes bei der Retention von seiner persönlichen klinischen Erfahrung und seinem Fachwissen über verschiedene Retainer sowie von den Erwartungen und Umständen des Patienten abhängt.

- Patienten, die ihre Zahnspange nicht wie vorgeschrieben tragen können oder wollen, müssen sich darauf einstellen, dass es nach einer kieferorthopädischen Behandlung zu einem Rückfall kommen kann. Das Ausmaß des Rückfalls ist unvorhersehbar.

REFERENZEN

• Santiago RC, da Silva Campos MJ, Vitral RWF, Vieira RA, Nojima LI, Sant'Anna EF. Merkmale von Patienten, die eine kieferorthopädische Nachbehandlung wünschen. J World Fed Orthod. 2022 Feb;11(1):36-40.

• Chow L, Goonewardene MS, Cook R, Firth MJ. Kieferorthopädische Nachbehandlungen bei Erwachsenen: Eine Umfrage zu Patientenprofilen und ursprünglichen Behandlungsfehlern. Am J Orthod Dentofacial Orthop. 2020 Sep;158(3):371-382.

• Mirabella AD, Artun J. Prävalenz und Schweregrad der apikalen Wurzelresorption von Oberkiefer-Frontzähnen bei erwachsenen kieferorthopädischen Patienten. Eur J Orthod. 1995 Apr;17(2):93-9.

• Patientenmotivation, T. M. GRABER DDS, MSD, PHD, JCO 1997.

• Katzhendler E, Steigman S. Auswirkung einer wiederholten kieferorthopädischen Behandlung auf das Zahn- und Parodontalgewebe des Schneidezahns der Ratte. Am J Orthod Dentofacial Orthop. 1999 Dec;116(6):642-50. doi: 10.1016/s0889- 5406(99)70199-x. PMID: 10587598.

• Glossar der kieferorthopädischen Begriffe.

• Peerapong Santiwong et al. Self-perceived Needs for Orthodontic Retreatment among Dental Students: Eine qualitative Studie. Journal of International Society of Preventive and Community Dentistry ¦ Volume ¦ Issue 4 ¦ July-August.

• Farbatlas der Zahnmedizin. Kieferorthopädische Diagnose - Thomas Rakosi, Irmtrud Jonas & Thomas M. Graber.

• Retentionsplanung: klinische Anwendungen, (Melrose AJO 1998).

• Kieferorthopädisches Retreatment: Dental Trauma and Root Resorption, Pedro Marcelo Tondelli et al, Principles in Contemporary Orthodontics, 2013.

• Faktoren im Zusammenhang mit der langfristigen Patientenzufriedenheit, Nair Galvao Maia et al, Angle Orthodontist, Vol 80, No 6, 2010.

• Faktoren, die die Patientenzufriedenheit nach einer kieferorthopädischen Behandlung beeinflussen Mahmoud K. Al-Omiri ngle Orthodontist, Vol 76, No 3, 2006.

• Bewertung des Zufriedenheitsniveaus von Kieferorthopädie-Patienten unter Berücksichtigung der beruflichen Leistung, Claudia Beleski Carneiro, Dental Press J Orthod e.2 2010 Nov-Dec;15(6):56.e1-12.

• Zeitgenössisches Lehrbuch der Kieferorthopädie, 6th Ausgabe, Proffit.

• Rückfälle nach kieferorthopädischen Behandlungen in Abhängigkeit von verschiedenen Retainern und ihre Beziehung zur langfristigen Patientenzufriedenheit, 2019.

• Retention and stability in orthodontics, Nanda & Burstone, 2nd edition.

- Reitan.Tissue rearrangement during retention of orthodontically rotated teeth.AO1959.
- Patientenmotivation, T. M. GRABER DDS, MSD, PHD, JCO 1997.

- Tufekci E, Jahangiri A, Lindauer SJ. Die Wahrnehmung des Profils bei Laien, Zahnmedizinstudenten und Kieferorthopädiepatienten. Angle Orthod 2008;78:983-7.
- Andrews .The six keys to normal occlusion AJODO 1972.

- Rossouw. Terminologie: Semantik der Veränderungen im Gebiss nach einer kieferorthopädischen Behandlung. Semin Orthod 1999.
- Auf dem Weg zu einer Perspektive für die kieferorthopädische Retention? Melrose AJODO 1998.

- Sheridan JJ. Die drei Schlüssel zur Mitarbeiterbindung. JCO 1991

- Langzeitstabilität von dentoalveolären, skelettalen und weichgewebigen Veränderungen nach einer nicht-extraktiven Behandlung mit einem selbstligierenden System, Faruk Ayhan Basciftci et al, 2014 May; 44(3): 119-127.

- Willeit, F.J., Cremonini, F., Willeit, P. et al. Stabilität der Zahnbogen-Querabmessungen mit passiven selbstligierenden Brackets: eine 6-Jahres-Follow-up-Studie. Prog Orthod. **23,** 19 (2022)

- Beseitigung der unteren Selbstbehalte - raleigh williams, jco, Jahrgang 1985 Mai(342 - 349).

- Andrews LF. Die sechs Schlüssel zur normalen Okklusion. Am J Orthod. 1972 Sep;62(3):296-309. doi: 10.1016/s0002-9416(72)90268-0. PMID: 4505873.

- Manstead ASR. Die Psychologie der sozialen Klasse: Wie sich der sozioökonomische Status auf Denken, Fühlen und Verhalten auswirkt. Br J Soc Psychol 2018;57:267-91.

- Bewertung des Zufriedenheitsniveaus von Kieferorthopädie-Patienten unter Berücksichtigung der beruflichen Leistung, Claudia Beleski Carneiro, Dental Press J Orthod e.2 2010 Nov-Dec;15(6):56.e1-12.

- Melrose C, Millett DT. Auf dem Weg zu einer Perspektive für die kieferorthopädische Retention? Am J Orthod Dentofacial Orthop. 1998 May;113(5):507-14. doi: 10.1016/s0889-5406(98)70261-6. PMID: 9598608.

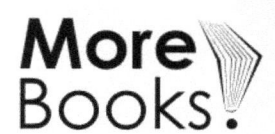

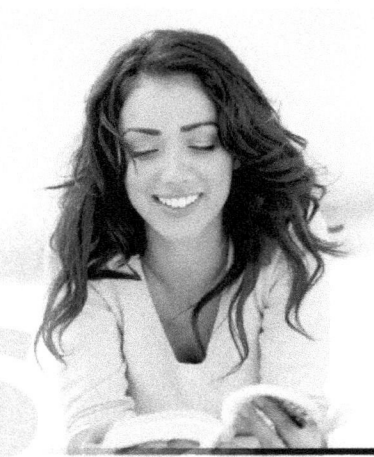